fit und frisch

Günter Sieber

fit und frisch

Gymnastik für die ganze Familie

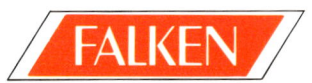

Zum Thema Fitneßgymnastik sind im FALKEN Verlag außerdem folgende Titel erschienen:
„Fit mit Stretching" (Nr. 2304)
„Konditionsübungen, Fitneßtraining, Wirbelsäulengymnastik" (Nr. 0844)

Dieses Buch entstand in Zusammenarbeit mit dem NDR für die 3. Fernsehprogramme der ARD.

CIP-Titelaufnahme der Deutschen Bibliothek

Sieber, Günter:
Fit und frisch: Gymnastik für d. ganze Familie / Günter Sieber. – Niedernhausen/Ts.: Falken-Verl., 1988
   (FALKEN Bücherei)
   ISBN 3-8068-0985-2

ISBN 3 8068 0985 2

© 1988 by Falken-Verlag GmbH, 6272 Niedernhausen/Ts.
Titelbild: Grauel + Uphoff, Atelier für Werbefotografie, Hannover
Fotos: Silvestris Fotoservice, Kastl/Obb. (S. 8 [Norbert Pelka] und S. 13); Pressebildagentur Werek, München (S. 11); Grauel + Uphoff, Atelier für Werbefotografie, Hannover (alle anderen Fotos)
Zeichnungen: Gerhard Scholz, Dornburg
Die Ratschläge in diesem Buch sind von Autor und Verlag sorgfältig erwogen und geprüft, dennoch kann eine Garantie nicht übernommen werden. Eine Haftung des Autors bzw. des Verlages und seiner Beauftragten für Personen-, Sach- und Vermögensschäden ist ausgeschlossen.
Satz: LibroSatz, Kriftel bei Frankfurt
Druck: Freiburger Graphische Betriebe, Freiburg

Inhalt

Vorwort	6
Einleitung	7
Bewegung ist ein Grundbedürfnis	8
Theoretische Grundlagen	10
Allgemeine Leistungsfähigkeit – Grundlagen	10
Körperliche Leistungsfähigkeit – Komponenten	10
Trainingsgrundlagen	15
Die wichtigsten Muskeln	17
Erläuterungen zur Fachsprache	20
Trainingsprogramm	26
Allgemeine Wirkungsgymnastik	26
Bauchmuskulatur	36
Rückenmuskulatur	45
Bein- und Gesäßmuskulatur	54
Schulter- und Armmuskulatur	62
Beweglichkeit der Wirbelsäule	68
Circuit-Training	76
Stretching	82
Gymnastik mit dem Ball	90
Gymnastik mit dem Handtuch	96
Literaturverzeichnis	103

Vorwort

Unabhängig vom Alter und anderen Faktoren besitzt jeder Mensch einen Bewegungsdrang, der ausgelebt werden sollte. Diesem Grundbedürfnis stehen oft Argumente wie „keine Zeit" oder „keine Lust" entgegen, die wir jedoch mit Hilfe dieses Buches ausräumen wollen. Parallel zur Fernsehserie, die in den III. Programmen der ARD ausgestrahlt wird, erscheint dieses Begleitbuch mit Audiocassette als eine Animation zur täglichen sportlichen Betätigung. Die Wirkung der Gymnastikformen, die in diesem Buch vorgestellt werden, ist auf den ganzen Körper und seine Leistungsfähigkeit ausgerichtet und wird daher in Fachkreisen recht treffend auch als Wirkungsgymnastik bezeichnet.

Wichtig ist vor allem, daß Sie unser Gymnastikprogramm täglich 15–20 Minuten durchführen. Setzen Sie sich dafür idealerweise einen Fixtermin in Ihrem Tagesablauf. Wenn Sie eine wirkliche Verbesserung Ihres Leistungsvermögens erreichen wollen, nützt gelegentliche Gymnastik überhaupt nichts. Unser Übungsprogramm umfaßt genau 10 Tage und sollte danach wieder von vorne begonnen werden. Schritt für Schritt werden Sie an die Übungen herangeführt und steigern von Kapitel zu Kapitel Ihre Belastbarkeit. Diese „machbare" Gymnastik erfordert keine zusätzlichen Maschinen und ist auch für sportlich Ungeübte geeignet – also eine Gymnastik für die ganze Familie!

Wenn Sie älter als 60 Jahre sind, sollten Sie Ihren Hausarzt von Ihren Gymnastikaktivitäten in Kenntnis setzen. Unabhängig vom Alter gilt das auch für alle diejenigen, die sich nicht ganz gesund fühlen. Die einzigen Hilfsmittel, die Sie bei unserem Fitneßprogramm benötigen, sind ein Ball und ein Handtuch für den 9. und 10. Übungstag. Zögern Sie also nicht lange, und fangen Sie gleich an – am besten im Kreise Ihrer Lieben. Und nun viel Spaß mit Ihrem „fit und frisch"-Programm.

Günter Sieber

Einleitung

Für die meisten Menschen ist es heute zu einer Selbstverständlichkeit geworden, 10 Minuten ihres Tagesablaufes der Körperpflege zu widmen. Warum fällt es uns eigentlich so schwer, etwa die gleiche Zeitspanne für unser körperliches Wohlbefinden aufzuwenden?
Kosmetische Haut- und Körperpflege sind für jede Frau und jeden Mann zum Selbstverständnis geworden, aber noch nicht einmal jeder zehnte Bewohner der Bundesrepublik bewegt täglich in sportlicher Form seinen Körper – trotz der Trimm-Dich- und Fitneßkampagnen.
Als Synonym für Gesundheit steht nach einer Umfrage an erster Stelle eine gesunde Ernährungsweise, zweitens ein möglicher Schutz vor Umweltschädigungen, drittens das Nichtrauchen und erst an vierter Stelle nennen die Bundesbürger die tägliche sportliche Bewegung.
Rund 17 Millionen Bundesbürger treiben im Deutschen Sportbund mit seinen verschiedenen Fachverbänden organisiert Sport, doch wiederum nur jeder vierte von ihnen übt seinen oder einen artverwandten Sport täglich aus. Das mag zum einen daran liegen, daß die Bedingungsfelder der einzelnen Sportdisziplinen so eigenständig und kompliziert sind, daß eine tägliche Nutzung gar nicht möglich ist.
Zum anderen sind viele Sportarten nur in der Gemeinschaft ausübbar, d. h. viele Gleichgesinnte müssen sich zum gleichen Zeitpunkt am gleichen Ort treffen können.
Drittens ist selbst bei Vereinsmitgliedern die Einsicht einer täglichen sportlichen Bewegung nicht genügend vorhanden.
Und schließlich gibt es den Faktor Zeit. Trotz verkürzter Arbeitszeit und damit immer mehr werdender Freizeit beanspruchen die meisten Sportdisziplinen mit Hin- und Rückweg zum und vom Trainingsort mindestens 1½ Stunden, was besonders bei Berufstätigen oft auf Schwierigkeiten stößt.
Wenn also alle diese Argumente zutreffen, bedeutet das doch, ein Sportprogramm zu entwickeln, das täglich, ohne besonderen Bedingungsrahmen, zu jeder Tageszeit, ohne größeren Zeitaufwand, ohne besondere Anleitung, von jedermann individuell und effektiv durchgeführt werden kann.
In den III. Programmen der ARD wird mit solch einem Programm versucht, über das Medium Fernsehen eine Bewußtseinsveränderung und Animation zur täglichen sportiven Bewegung der Bevölkerung anzuregen. Dieses Buch soll die Fernsehserie ergänzen und allen durch das Fernsehen neugierig gemachten Sporteinsteigern eine Hilfe bei ihrem täglichen Training sein.
Aber auch jeder, der die Fernsehserie nicht gesehen hat, kann durch dieses Buch einen Zugang zu einem einfachen, aber effektiven Gymnastikprogramm finden.

Bewegung ist ein Grundbedürfnis

Die Begriffe Bewegung und Motorik werden vielfach synonym verwandt. Sie bilden die umfassende Bezeichnung für alle Bewegungsmöglichkeiten des Menschen. Die Bewegung des Menschen wird wissenschaftlich von verschiedenen Standpunkten aus betrachtet, auf die wir hier nicht näher eingehen wollen. Wichtig für unser Programm erscheint es jedoch, kurz den Bewegungsdrang zu erläutern.

Der Bewegungsdrang wird als Ausgangspunkt aller menschlichen Bewegung angesehen. Er ist für die körperliche Entwicklung des Menschen von ausschlaggebender Bedeutung. Neben dem Wachstum bildet der Bewegungsdrang und die daraus resultierende Bewegung einen nicht austauschbaren Grundimpuls für die körperliche Entwicklung.

In jedem normal entwickelten Menschen, unabhängig von der Altersstruktur, ist ein solcher Bewegungsdrang, der ausgelebt werden sollte. Es mag sein, daß dieser Bewegungsdrang bei verschiedenen Menschen unterschiedlich stark ausgebildet ist. Für unser Programm jedoch sollte ein durchschnittlicher Bewegungsdrang allemal reichen. Bewegungsdrang und Bewegung liefern somit unerläßliche Reize für die kör-

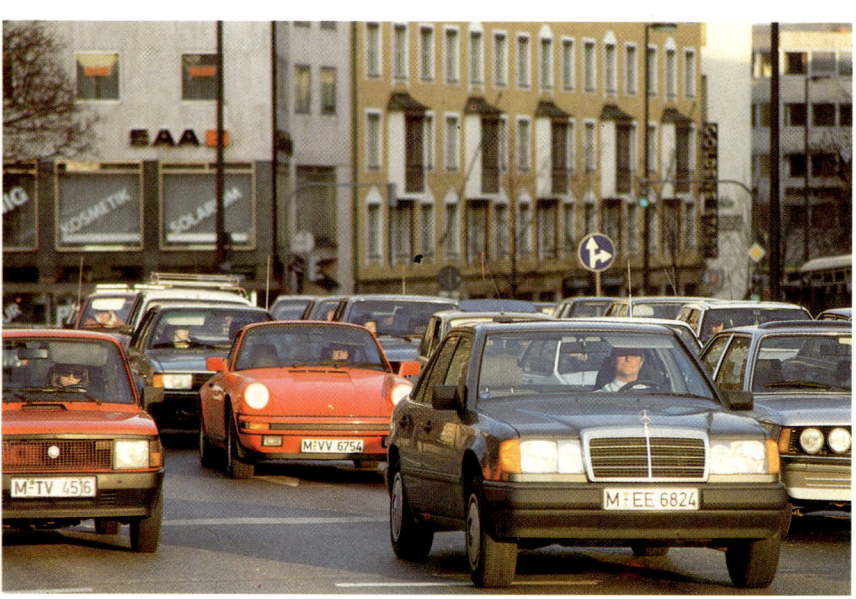

Selbst kürzeste Strecken in der Innenstadt werden oft mit dem Auto zurückgelegt

Grundbedürfnis Bewegung

perliche Entwicklung, bilden ein Gegengewicht zur zunehmenden Bewegungsarmut und wirken darüber hinaus vorbeugend gegen Krankheit und Haltungsschäden. Alltags-, Arbeits- und Sportmotorik sind unmittelbar mit der Entwicklung des menschlichen Körpers verbunden und deshalb auch wesentliche Voraussetzungen für eine allgemeine körperliche Leistungsfähigkeit.

Bewegung in ihren verschiedenen Formen ist somit der Schlüssel für die Gesundheit des menschlichen Körpers. Die Maschinen und Automaten brachten den Menschen zunächst einmal eine große Erleichterung: Körperlich schwere Arbeiten wurden von Maschinen übernommen und belasten nicht mehr Organe, Muskel- und Skelettapparat des Menschen.

Doch mit den Maschinen kam auch der Bewegungsmangel. Das natürliche Bedürfnis unseres Körpers nach Bewegung wird nicht mehr erfüllt. Sogenannte Zivilisationskrankheiten machen sich breit, unser Knochen- und Muskelapparat verkümmert. Überernährung, Bluthochdruck und die verschiedensten degenerativen (Degeneration: Verschlechterung bezüglich der Entwicklung und Leistungsfähigkeit) Krankheitsbilder nehmen stark zu. Bei dem Bemühen, diesen Krankheitsbildern zu begegnen, sind Radikalkuren nicht angebracht.

Regelmäßiges sportives Bewegen wirkt Wunder; allen Zivilisationskrankheiten wird wirksam entgegengetreten, und nicht zuletzt trägt es zur Erhöhung des allgemeinen körperlichen Wohlbefindens bei.

Theoretische Grundlagen

Allgemeine Leistungsfähigkeit – Grundlagen

Im Sinne der Sportmedizin ist sportliches Training das gezielte Setzen von Reizen, die zu morphologischen und funktionellen Anpassungen des Organismus führen. Training ist die Summe aller Maßnahmen zur Steigerung der körperlichen Leistungsfähigkeit. (Nach Hollmann)
Während ein spezielles Training überwiegend motorischen Fertigkeiten und konditionellen Fähigkeiten eines Leistungssportlers dient, sollen sich die hier vorgestellten Gymnastikprogramme in erster Linie an die allgemeine Leistungsfähigkeit eines Freizeitsportlers richten. Doch für die Wirksamkeit eines Trainingsprogramms gelten im physiologischen Bereich für Leistungs- und Freizeitsportler die gleichen Gesetze. Körperliche Leistungsfähigkeit zu erhöhen muß also für den Leistungs- und Freizeitsportler gleichermaßen das gezielte Setzen von Reizen sein, die nur von unterschiedlich hoher Dosierung sind.
Die hier angebotenen Programme setzen im physiologischen Bereich Reize und Impulse zu einer umfassenden körperlichen Leistungsfähigkeit. Eine Verbesserung der Leistungsfähigkeit läßt sich allerdings nur erzielen, wenn auch die psychologische Seite stimmt. Doch die können nur Sie allein in Ordnung bringen, indem Sie auch mit Ihrer Seele positiv zu körperlicher Bewegung und zu unserem Programm stehen. Erst das Zusammenspiel von physischen und psychischen Reizwellen ergibt eine Verbesserung der allgemeinen Leistungsfähigkeit oder Kondition.
Kondition und körperliches Wohlbefinden werden nur durch regelmäßiges Training erreicht. Unsere Programme haben jedoch nicht nur die Zielsetzung, ein Training zur Verbesserung der allgemeinen Leistungsfähigkeit zu sein. Ein Schwerpunkt ist vielmehr die Erhaltung und Wiederherstellung der Gesundheit und damit der Leistungsfähigkeit.

Körperliche Leistungsfähigkeit – Komponenten

Die motorischen Grundeigenschaften Kraft, Ausdauer, Beweglichkeit und Koordination sind die Bedingungsfaktoren jeder menschlichen Bewegung.
Für die Verbesserung der allgemeinen Leistungsfähigkeit gilt es, diese Grundeigenschaften in einer angemessenen Form zu trainieren. Die hier vorgestellten Programme sind so aufgebaut, daß innerhalb eines Programms alle motorischen Grundeigenschaften angesprochen werden; allerdings wird es Schwerpunkte geben.

Körperliche Leistungsfähigkeit

Kraft

Kraft ist die Fähigkeit des Menschen, mit Hilfe der Muskulatur einen äußeren Widerstand zu überwinden oder ihm entgegenzuwirken (nach Röthig).

Physiologische Grundlagen Unser Bewegungsapparat ist ein System von Knochen, Gelenken, Bändern, Sehnen und Muskeln. Innerhalb dieses Systems mißt man den Muskeln eine ganz zentrale Bedeutung bei. Die Muskeln und ihre Kontraktionsfähigkeit haben dabei nach Nöcker die Rolle eines „Motors" in unserem Bewegungsapparat.
Der Muskel (Faserdicke und Faserzahl) ist trainierbar. So steigt in den durch Training verdickten Muskelfasern die Kontraktionsfähigkeit, wodurch die Zugkraft des Muskels vergrößert wird.
Die Kraft tritt in drei verschiedenen Erscheinungsformen auf: als Maximalkraft, als Schnellkraft und als Kraftausdauer.
Die Maximalkraft ist die größtmögliche Kraftleistung, die ein Mensch erreichen kann. Die Maximalkraft wird vom Leistungssportler während des Wettkampfes benötigt (z. B. Gewichtheben).
Die Schnellkraft oder Explosivkraft ist gekennzeichnet durch eine möglichst explosive Kraftentwicklung. Auch sie ist im Leistungssport in Kombination mit der Maximalkraft zu Hause (z. B. Kugelstoßen).
Die Kraftausdauer ist die Fähigkeit, die Muskelspannung über eine längere Zeitspanne aufrechtzuerhalten. Für den Freizeitsportler ist es weniger interessant, das Training auf die Maximalkraft oder Schnellkraft auszurichten, vielmehr sollte er seine Muskulatur auf eine möglichst hohe Kraftausdauer trainieren.

Training von Kraft Unsere Gymnastikprogramme sind auf das Training von Kraftausdauer ausgerichtet. Natürlich ist es auch für den Freizeitsportler wichtig, Maximalkraft und Schnellkraft zu trainieren, aber den Schwerpunkt für den Hobbysportler sollte immer das Training der Kraftausdauer bilden. Verbunden mit sehr dynamischen Übungsteilen kann es eine ideale Kombination zwischen dem Muskel- und Organtraining bilden.

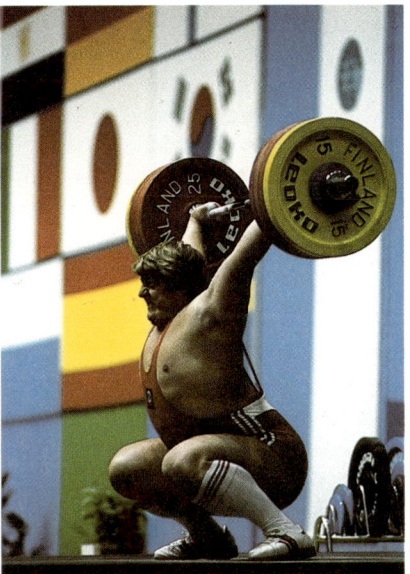

Gewichtheber Leonid Taranenko aus der UdSSR

Theoretische Grundlagen

Ausdauer

Im Sport versteht man unter Ausdauer die Widerstandsfähigkeit des Menschen gegen Ermüdungen bei körperlichen Belastungen (nach: Röthig).

Physiologische Grundlagen In der Sportmedizin unterscheidet man zwischen einer allgemeinen und einer lokalen Ausdauerleistung. Ist mehr als ⅙ der Gesamtmuskulatur an einer Bewegung beteiligt, sprechen die Mediziner von einer allgemeinen Ausdauerleistung. Liegt der Anteil unter ⅙ der Gesamtmuskulatur, spricht man von einer lokalen Ausdauerleistung.

Zwei weitere Begriffe aus der Sportmedizin sollten hier Erwähnung und Erklärung finden. Die Energie, die ein Muskel zur Kontraktion benötigt, kann in einem physiologischen Prozeß auf aerobem Weg (d. h. mit Sauerstoff) oder auf anaerobem Weg (d. h. ohne Sauerstoff) bereitgestellt werden.

Von der aeroben Versorgung spricht man, wenn die im Körper gespeicherten Brennstoffe vollständig durch den Sauerstoff aus der Atmung in Energie umgewandelt werden können. Wird der Energiebedarf nicht mehr auf aerobem Wege gedeckt, ist der Körper durch gewisse Depots im Muskel in der Lage, Energie ohne Sauerstoff, d. h. auf anaerobem Weg, bereitzustellen.

Doch diese physiologisch aufwendigere Art ist unökonomischer und hat den Nachteil, daß durch die schnellere Übersäuerung des Muskels die Muskulatur bald ermüdet.

Nicht nur für den muskulären Bereich ist die aerobe Ausdauer wichtige Grundlage körperlicher Fitneß. Auch die Organe unseres Herz-Kreislauf-Systems sind durch ein Ausdauertraining auf eine größere Belastung trainierbar.

Unser Herz ist ein Hohlmuskel, der sich bei jedem Herzschlag kontrahiert (zusammenzieht) und das Blut an Organe und Muskulatur pumpt. Bei einem untrainierten Menschen schlägt das Herz 60- bis 80mal pro Minute, das bedeutet an einem Tag über 100 000mal.

Durch ein sinnvolles Ausdauertraining muß das Herz zur Versorgung der Organe und Muskeln längere Zeit mit erhöhter Schlagfrequenz arbeiten, dadurch ist auch das Herz trainierbar und gewinnt an Größe und Fassungsvermögen.

Das größere Herz eines Trainierten schlägt nur 40- bis 60mal pro Minute. Das bedeutet, daß alleine im Laufe eines Tages fast 30 000 Herzschläge weniger zu absolvieren sind. Schon aus diesem kleinen Zahlenvergleich ist ablesbar, wieviel schonender und ökonomischer das Herz eines Trainierten arbeitet. Deshalb hat sich das aerobe Ausdauertraining gerade für den Freizeitsportler besonders bewährt.

Training von Ausdauer Aus der Erkenntnis heraus, daß gerade das allgemein aerobe Ausdauertraining für den Breitensport besonders geeignet ist, bietet sich die Dauermethode als effektivste Trainingsform an. Bei der

Körperliche Leistungsfähigkeit

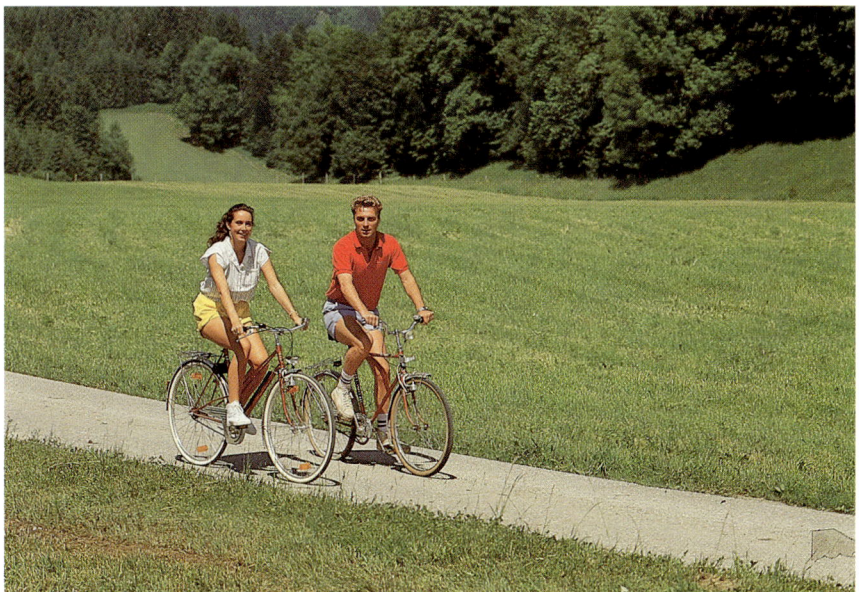

Radfahren ist ein gutes Ausdauertraining

Dauermethode wird eine Belastung längere Zeit ohne Pausen durchgehalten. Das gilt für Laufen, Radfahren, Schwimmen und Gymnastik.

Trainingswissenschaftler und Sportmediziner haben festgestellt, daß die besten Trainingswirkungen auf die allgemein aerobe Ausdauer bei einer mittleren Reizintensität liegt, die sich über eine einfache Pulsfrequenzmessung leicht ermitteln läßt: Ziehen Sie von der Zahl 160 Ihr Lebensalter ab; die sich daraus ergebende Zahl sollte als Pulsfrequenz pro Minute die richtige Reizintensität ergeben. Diese Zahl kann jedoch nur als grobe Faustregel gelten. Im Zweifelsfall sollten Sie vor einem Ausdauertraining Ihren Arzt befragen.

Beweglichkeit

Als Beweglichkeit bezeichnet man die Fähigkeit eines Menschen, Bewegungen mit großer Bandbreite auszuführen (nach: Letzelter).

Physiologische Grundlagen Die Beweglichkeit ist abhängig von der Länge und Dehnbarkeit der Gelenkbänder, vom Widerstand des Muskelzuges, gegen den bei einer Drehung gearbeitet wird, und von den um das Gelenk gelagerten Weichteilen (nach: Röthig). Beweglichkeit wird oft auch mit den Begriffen Flexibilität, Gelenkigkeit und Geschmeidigkeit belegt. Allein aus diesen verschiedenen Begriffen ist ables-

Theoretische Grundlagen

bar, daß viele körperliche Vorteile, die einem Menschen zugedacht werden, eng mit diesen motorischen Grundeigenschaften verbunden sind.

Da Länge und Dehnbarkeit der Gelenkbänder nur wenig beeinflußbar sind, sollte auf eine verbesserte Dehnfähigkeit der Muskelformen Wert gelegt werden. Der Trainierbarkeit von Sehnen und Muskelformen sind jedoch Grenzen gesetzt, die ganz besonders im Erwachsenenalter deutlich werden. Dennoch ist auch im höheren Erwachsenenalter ein Training der Beweglichkeit ohne Bedenken durchführbar.

Die Dehnung eines Muskels ist geradezu die Voraussetzung für eine Bewegungsleistung eines Muskels. Es ist wissenschaftlich belegt, daß ein Muskel bei 20% Vordehnung über die Ruhelage hinaus erst optimale Kraft entwickelt.

Training von Beweglichkeit Training zur Verbesserung der Beweglichkeit heißt also, die persönliche Dehngrenze zu erkennen und nach Möglichkeit zu erweitern. Dazu sind zwei Formen in der Trainingslehre bekannt.

Die dynamische Dehnungsmethode ist vermutlich noch allen aus der Schulzeit oder aus älterer Vereinspraxis in Erinnerung. Diese Art der Dehnung ist nicht ungefährlich, weil sie oft zu schmerzhaften Überdehnungen oder gar Muskelfaserrissen führt.

Die statische Methode ist daher der dynamischen vorzuziehen. Das langsamere und sanftere Dehnen eines Muskels, das in jüngster Zeit unter dem Namen „Stretching" seine Verbreitung findet, ist weniger verletzungsanfällig und führt zu einer höheren Beweglichkeit und damit auch zu einer besseren allgemeinen Leistungsfähigkeit.

Koordination

Koordination ist das Zusammenwirken von Zentralnervensystem und Skelettmuskulatur innerhalb eines gezielten Bewegungsablaufes (nach: Hollmann).

Physiologische Grundlage Eine für die allgemeine Leistungsfähigkeit wichtige motorische Grundeigenschaft ist die Koordination. Jede Bewegung bedarf einer bestimmten Steuerung und Regelung. Je besser eine Bewegung koordiniert ist, desto ökonomischer und verletzungsunanfälliger ist sie.

Nerv und Muskel bilden eine motorische Einheit, die als Regulator im Mus-

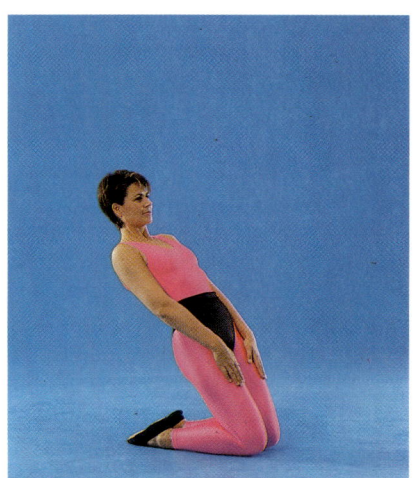

Mit Stretching wird die Beweglichkeit trainiert

kel wirkt und die nötige Kontraktionsstärke für eine Bewegungsleistung bestimmt. Dieser Vorgang wird intramuskuläre Koordination genannt.

An einer Bewegungsleistung sind immer mehrere Muskeln beteiligt. Jedem Muskel ist ein Gegenmuskel zugeordnet. Während der eine Muskel sich kontrahiert, muß sich der Gegenmuskel dehnen. Dieses Zusammenspiel zu einer präzisen Bewegungsführung wird intermuskuläre Koordination genannt.

Training von Koordination Gezielte Bewegungen sind in der Alltags-, Arbeits- und Sportmotorik von großer Wichtigkeit. Deshalb darf eine Verbesserung der allgemeinen Leistungsfähigkeit die Koordination nicht ausklammern. Zwar kann die Koordination nicht wie andere motorische Grundeigenschaften isoliert trainiert werden, sie muß aber in einem gut abgestimmten Fitnessprogramm ihren Platz haben. Eine wichtige Hilfe dabei sind Musik und die bekannten Gymnastik-Handgeräte.

Trainingsgrundlagen

In der Trainingslehre werden Erfahrungen aus der Sportpraxis und Ergebnisse aus sportwissenschaftlichen und medizinischen Untersuchungen geordnet und für Trainingsziele, -prinzipien, -inhalte und -theorien ausgewertet und genutzt. Auch unsere Programme basieren auf den Grundsätzen einer allgemeinen Trainingslehre.

Trainingsinhalte und Trainingsmethoden sind aufeinander abgestimmt und auf die Verbesserung der körperlichen Leistungsfähigkeit zugeschnitten.

Training hat vor dem Hintergrund der Zunahme von Bewegungsmangel-Krankheiten weit über den Leistungssport hinaus zunehmende Bedeutung. Es dient der Erhaltung, Förderung und Wiederherstellung der körperlichen Leistungsfähigkeit und Gesundheit des Menschen.

Präventives Training als Grundmuster unserer Programme dient der Vorbeugung von Erkrankungen, insbesondere den Folgeerscheinungen von degenerativen Herz-Kreislauf-Veränderungen sowie zur Begegnung altersbedingter Leistungseinbußen. Gerade ein Gymnastikprogramm kann Grundlage für solch ein vorbeugendes Training sein.

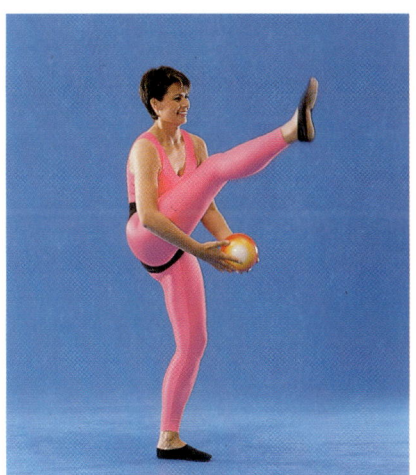

Koordinationsübungen gehören in ein gutes Fitneßprogramm

Theoretische Grundlagen

Gymnastikformen

Schon in der Schulsportstunde war die Gymnastik in vielen Fällen ein ungeliebtes Kind. Zu oft glichen die Freiübungen in Reih und Glied einer paramilitärischen Ausbildung. Heute hat sich aus dieser oftmaligen „Ruck-zuck-Gymnastik" eine Reihe von eigenständigen Sportarten entwickelt.
1. Das sind zunächst die künstlerischen Formen wie Jazzgymnastik und rhythmische Sportgymnastik, letztere als olympische Disziplin.
2. Die therapeutische Form findet hauptsächlich in der Medizin ihre Anwendung. Da wären die Heilgymnastik und die orthopädische Gymnastik zu nennen.
3. Eine weitere große Gruppe widmet sich in erster Linie der konditionellen Form. Da die Wirkung dieser Gymnastikformen auf den ganzen Körper und seine Leistungsfähigkeit ausgerichtet ist, wird diese Form mit dem Begriff „Wirkungsgymnastik" bezeichnet.

Wirkungsgymnastik

Unsere Wirkungsgymnastik sollte immer einen Zeitrahmen von 15–20 Minuten umfassen. Wir gehen davon aus, daß Sie unser Gymnastikprogramm täglich durchführen, nur dann werden Sie eine wirkliche Verbesserung Ihres Leistungsvermögens erreichen.
Am besten ist es, wenn Sie mit Gymnastik Ihren Tagesablauf beginnen. Selbstverständlich können Sie das Programm auch zu jeder anderen Tageszeit durchführen, aber nur regelmäßige Trainingsreize bringen die gewünschte Leistungssteigerung.
Die ersten 3–4 Minuten sollen immer der Einstimmung und der Erwärmung dienen. Übungen für die Aktivierung des Herz-Kreislauf-Systems müssen immer am Anfang eines Fitneßprogramms stehen.
Nachdem sich unser Herz-Kreislauf-System auf eine körperliche Belastung eingestellt hat, sollten wir uns den Muskeln, Sehnen und Bändern widmen. Es ist bereits darauf hingewiesen worden, wie wichtig die sanfte Dehnung für den Muskel und seine Kontraktionsfähigkeit ist. Natürlich müssen Sehnen und Bänder nach einer sinnvollen Erwärmung ebenfalls vorgedehnt und gelockert werden.
Erst nach einem ausreichenden Erwärmungs- und Dehnungsteil sollte nun mit dem eigentlichen Belastungsteil begonnen werden, der etwa 8–10 Minuten umfassen sollte. Der Belastungsteil wird nach dem Trainingsprinzip „vom Leichten zum Schweren" durchgeführt. Dabei empfiehlt sich ein systematisches Vorgehen nach Körperregionen und Muskelgruppen, beispielsweise vom Kopf zum Fuß.
Jedem der 10 Programme haben wir einen anderen Schwerpunkt zugeordnet. Dieser Schwerpunkt wird neben einer auch allgemeinen Belastung bestimmte Körperregionen oder Muskelgruppen speziell trainieren. Wenn Sie also 10 Tage unser Programm

durchgeführt haben, sollten Sie wieder von vorne beginnen. Nur so ist gewährleistet, daß eine Steigerung der allgemeinen Leistungsfähigkeit erreicht wird. Zielsetzung unseres Programmes ist es nicht, Sie zu Leistungssportlern oder Olympiakandidaten zu machen, sondern Ihnen zu helfen, eine bessere körperliche Leistungsfähigkeit und damit körperliches Wohlbefinden zu erlangen. Für jeden, der die vorgegebenen Zeitraster nicht einhalten kann, sind selbstverständlich individuelle Variationen möglich.

Die wichtigsten Muskeln

Unsere Muskeln besitzen die Fähigkeit der Kontraktion und der Dehnung. Das heißt im physiologischen Sinne eine Umwandlung von chemischer in mechanische Energie. Sie dienen damit der Fortbewegung, der Gestaltveränderung und der Bewegung einzelner Körperteilen.

Allein für den Bewegungsapparat werden über 300 Skelettmuskeln eingesetzt. Sie alle zu kennen und gezielt zu trainieren ist fast unmöglich. Dennoch sollten die wichtigsten Organe und großen Muskelgruppen auch dem Freizeitsportler bekannt sein, um ein gezieltes Training bestimmter Körperregionen durchführen zu können:
1. Arm- und Schultermuskulatur
2. Rumpfmuskulatur (Brust-, Bauch- und Rückenmuskulatur)
3. Oberschenkel- und Gesäßmuskulatur
4. Unterschenkelmuskulatur

Rumpfmuskulatur von vorne

1. Vorderer Deltamuskel (Musculus deltoidus anterior): hebt den Arm nach vorne
2. Seitlicher Deltamuskel (M. deltoidus lateralis): hebt den Arm seitwärts in die Horizontale
3. Großer Brustmuskel (M. pectoralis major): bringt den Arm nach vorne innen, ebenso den Schultergürtel
4. Vorderer Sägemuskel (M. serratus anterior): zieht die Schulterblätter nach vorne und ermöglicht damit ein Heben des Armes über die Horizontale hinaus
5. Gerader Bauchmuskel (M. rectus abdominis): nähert den Brustkorb dem Becken

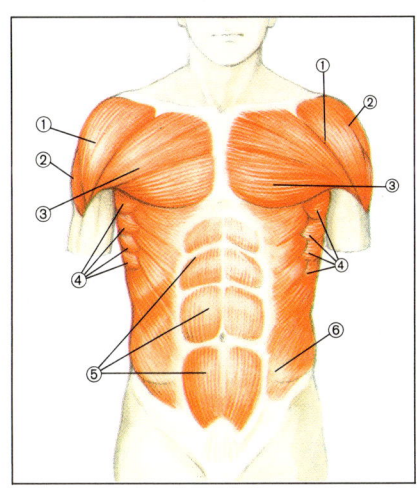

Theoretische Grundlagen

6. Schräger Bauchmuskel (M. obliques abdominis): ermöglicht die seitliche Beugung und Drehung des Rumpfes

Rumpfmuskulatur von hinten

1. Trapezmuskel (M. trapezius): hebt und fixiert die Schultern, nähert die Schultern der Wirbelsäule und senkt die Schulterblätter
2. Hinterer Deltamuskel (M. deltoidus posterior): bewegt die Arme in die Horizontale nach hinten
3. Großer Rückenmuskel (M. latissimus dorsi): zieht den Arm mit einer leichten Innenrotation desselben nach innen unten
4. Oberflächliches Blatt (fascia thoracolumbalis)
5. Großer Rundmuskel (M. teres major): bringt den Arm unter leichter Einwärtsdrehung an den Rumpf heran
6. Großer Gesäßmuskel (M. glutaeus maximus): streckt das Bein im Hüftgelenk und spreizt es nach außen

Muskeln der Arme

1. Zweiköpfiger Armmuskel (M. biceps brachii): beugt den Arm im Ellbogengelenk
2. Dreiköpfiger Armstrecker (M. triceps brachii): streckt den Arm im Ellbogengelenk
3. Hand- und Fingerbeuger (Mm. flexores)
4. Hand- und Fingerstrecker (Mm. extensores)

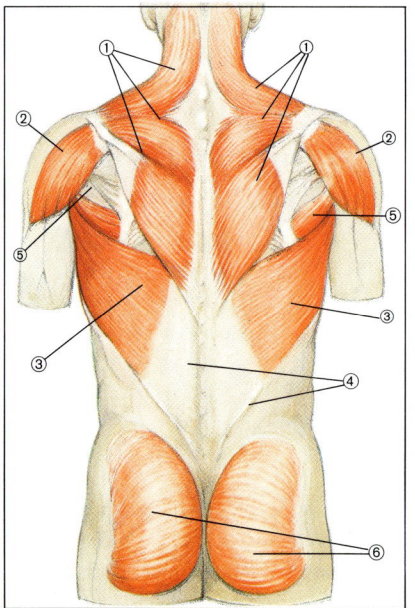

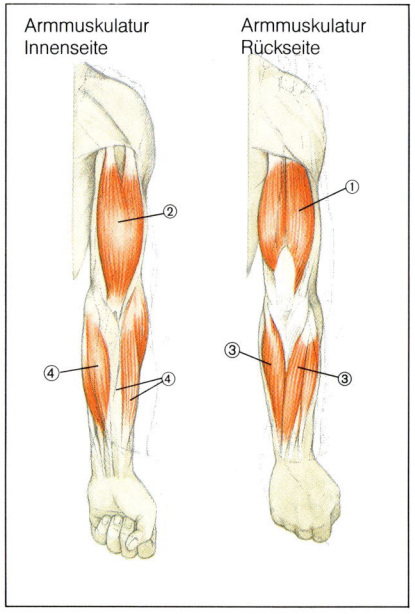

Armmuskulatur Innenseite   Armmuskulatur Rückseite

Die wichtigsten Muskeln

Muskeln der Beine von vorne

1. Vierköpfiger Schenkelmuskel (M. quadriceps femoris): streckt das Bein im Kniegelenk
2. Langer Schenkelanzieher (M. adductor longus): zieht das Bein zur Körpermittellinie heran
3. Schneidermuskel (M. sartorius): dreht den Oberschenkel nach außen und den Unterschenkel nach innen
4. Vorderer Schienbeinmuskel (M. tibialis anterior): hebt den Fuß im Fußgelenk an
5. Langer Zehenstrecker (M. extensores)
6. Langer Wadenbeinmuskel (M. peronaeus longus): dreht den Fuß und senkt den Fußinnenrand

Muskeln der Beine von hinten

1. Großer Gesäßmuskel (M. glutaeus maximus): streckt das Bein im Hüftgelenk und spreizt es ab
2. Zweiköpfiger Schenkelbeuger (m. biceps femoris): beugt das Bein im Kniegelenk
3. Halbsehnenmuskel (M. semitendinosus): beugt ebenfalls das Bein im Kniegelenk
4. Zwillingswadenmuskel (M. gastrocnemius): streckt den Fuß im Fußgelenk
5. Schollenmuskel (M. soleus): unterstützt den Zwillingswadenmuskel

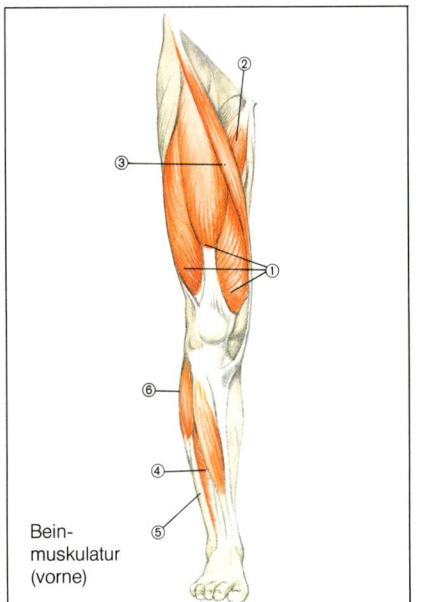

Beinmuskulatur (vorne)

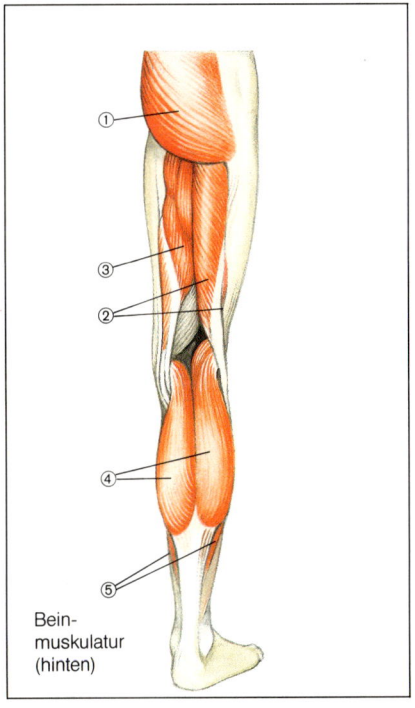

Beinmuskulatur (hinten)

Theoretische Grundlagen

Erläuterungen zur Fachsprache

Alle Übungen unseres Gymnastikprogramms werden in einer Fachsprache angeboten. Um Ihnen diese sportspezifische Fachsprache etwas verständlicher zu machen, möchten wir vor den Übungsprogrammen einige Körperpositionen, Armhaltungen und Bewegungsanweisungen erläutern.

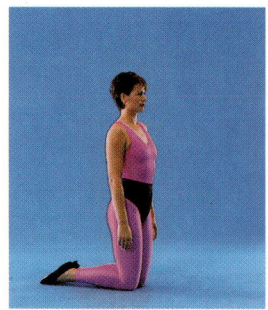

Grätschwinkelstand

Körperpositionen: Stand

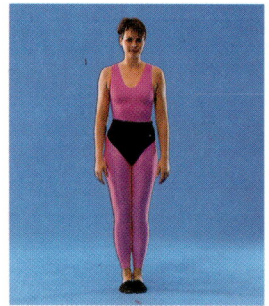

Grundstellung

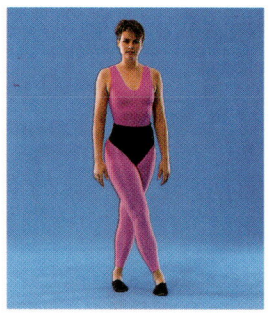

Kreuzstellung

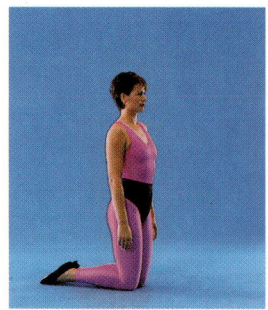

Kniestand

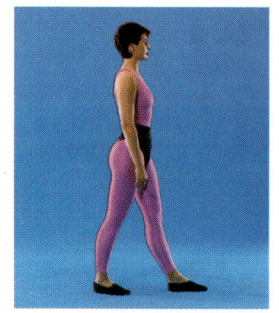

Schrittstellung

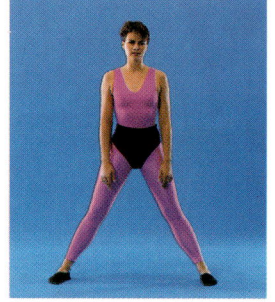

Grätschstand

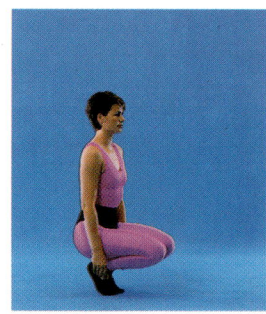

Hockstand

Fachsprache

Körperpositionen: Sitz

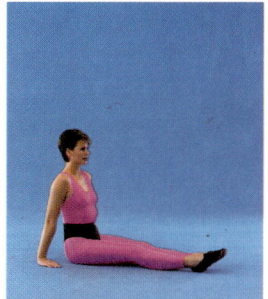
Strecksitz

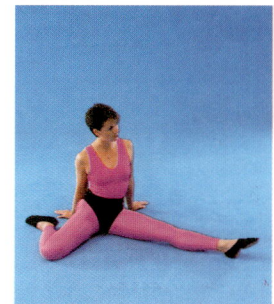
Hürdensitz

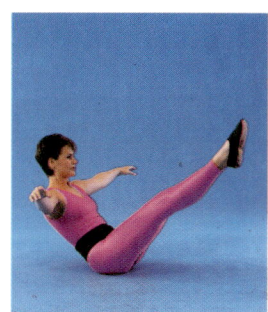
Schwebesitz

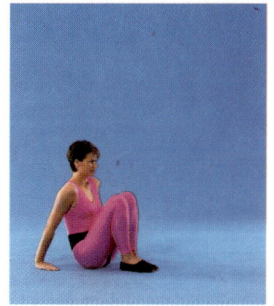
Hocksitz

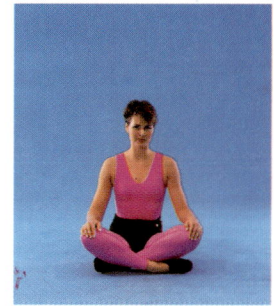
Schneidersitz

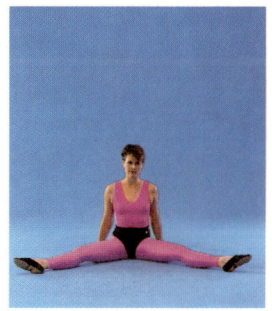
Grätschsitz

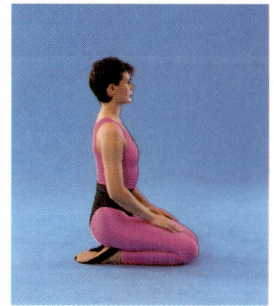
Fersensitz

Theoretische Grundlagen

Körperpositionen: Lage

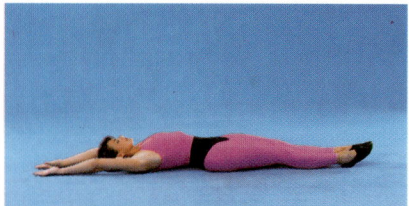

Rückenlage

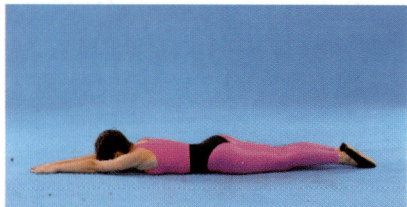

Bauchlage

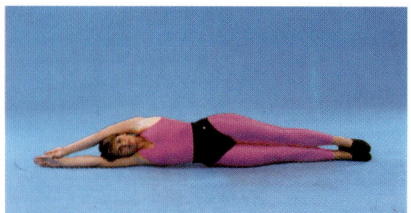

Seitlage gestreckt

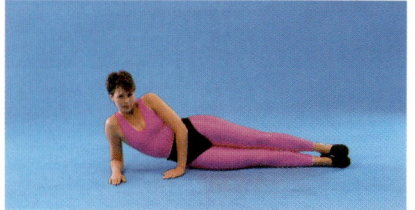

Seitlage gestützt

Körperpositionen: Stütz

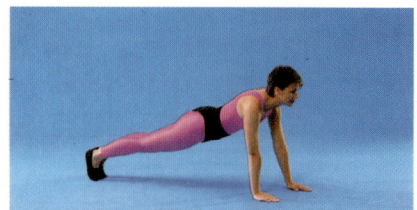

Liegestütz vorlings

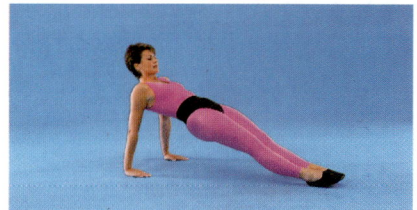

Liegestütz rücklings

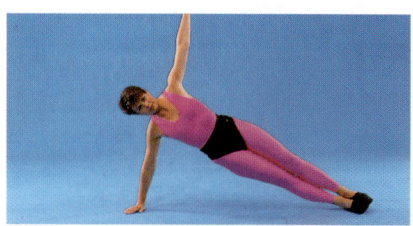

Liegestütz seitlings

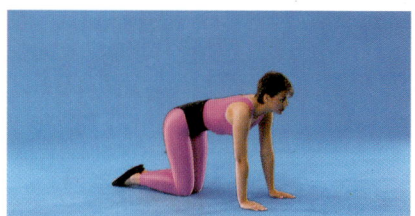

Knieliegestütz

Fachsprache

Haltung der Arme

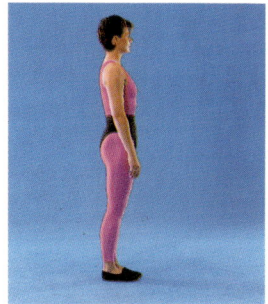
Tiefhalte

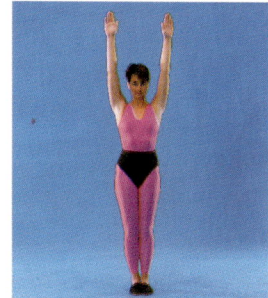
Hochhalte

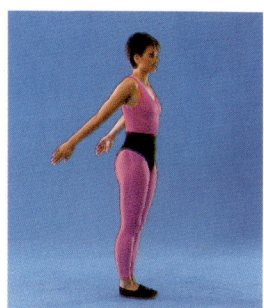
Rückhalte

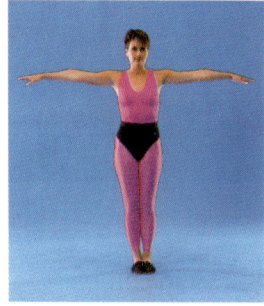
Seithalte

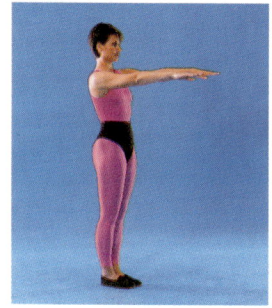
Vorhalte

Theoretische Grundlagen

Bewegungsanweisungen

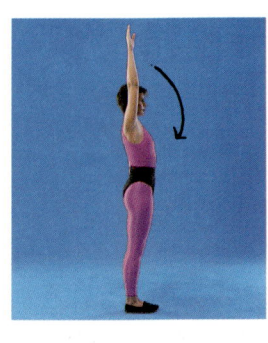 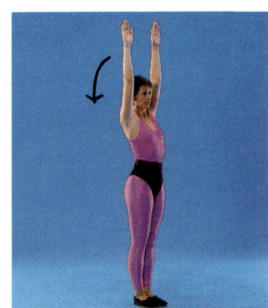 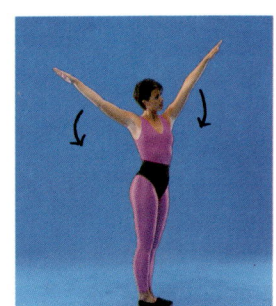

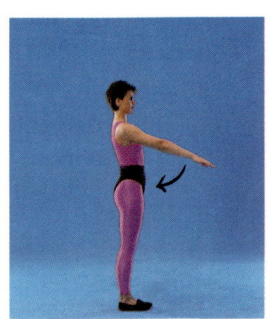 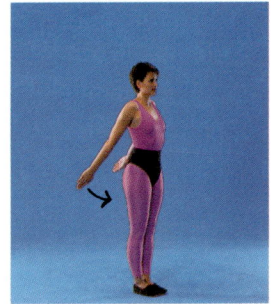 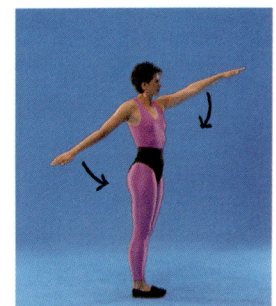

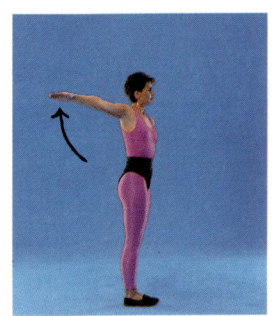 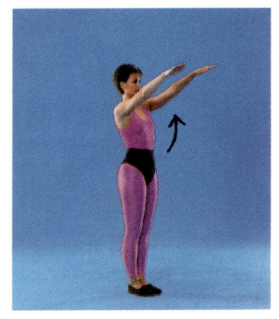 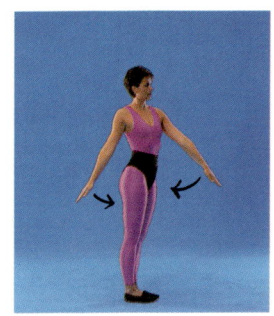

Armkreisen vorwärts einarmig

Armkreisen rückwärts beidarmig

Armkreisen gegengleich

Fachsprache

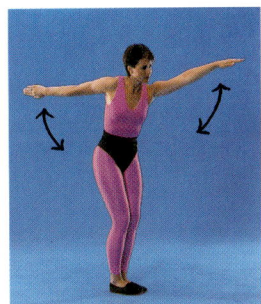
Armschwingen vorwärts und rückwärts einarmig

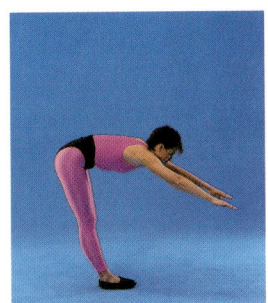
Rumpfbeugen vorwärts

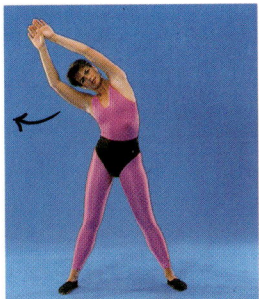
Rumpfkreisen nach rechts

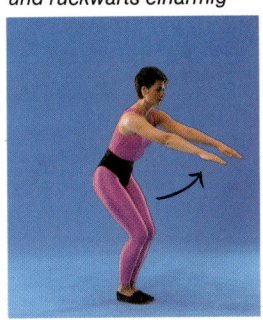

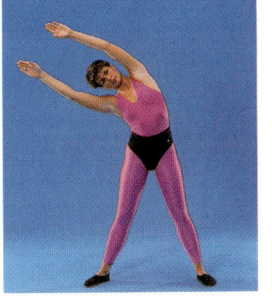
Rumpfbeugen seitwärts

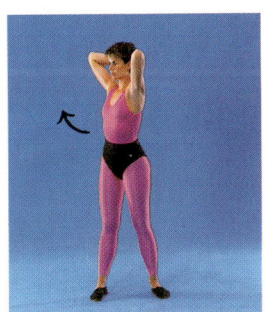
Rumpfdrehen nach links

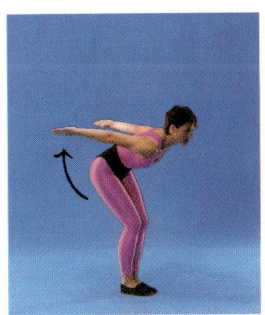
Armschwingen vorwärts und rückwärts beidarmig

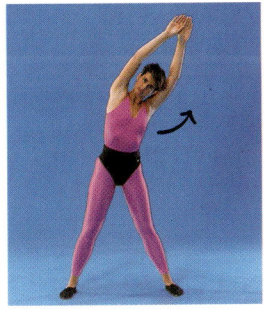
Rumpfkreisen nach links

Rumpfdrehen nach rechts

Trainingsprogramm

Allgemeine Wirkungsgymnastik

Die hier vorgestellte Wirkungsgymnastik ist eine umfassende Konditionsgymnastik, die sowohl den organischen als auch den muskulären Bereich anspricht. Für alle, die täglich etwas für ihren Körper tun möchten, kann sie zum Standardprogramm werden. Schenken Sie jeden Tag 15–20 Minuten Ihres Tagesablaufes Ihrem Körper. Er wird es Ihnen hundertfach danken.

Zwischen allen Übungen und Variationen sollten Sie die Muskulatur lockern und bewußt intensiv ein- und ausatmen.

Erwärmungsphase

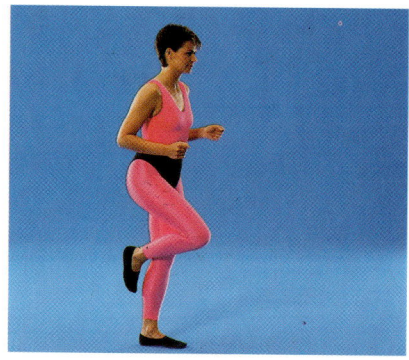

1. Übung

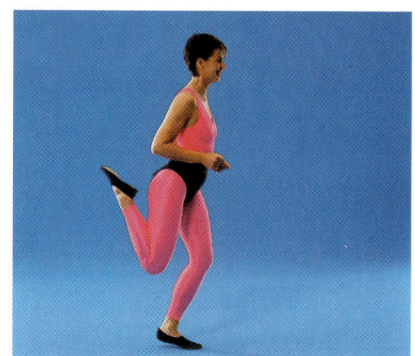

Variation zur 1. Übung

1. Übung: Beginnen Sie, auf der Stelle zu laufen. *Variationen:* Schlagen Sie die Fersen an das Gesäß, heben Sie die Knie möglichst hoch. *Zeit:* 1 Minute

Allgemeine Wirkungsgymnastik

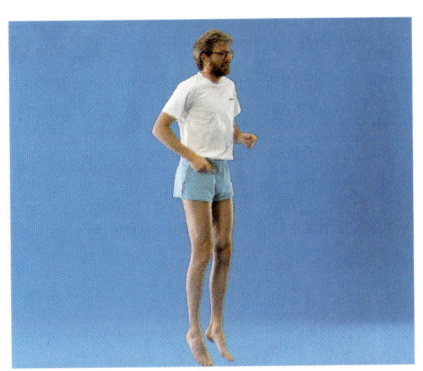

2. Übung

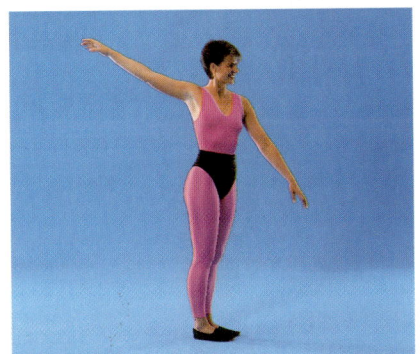

3. Übung

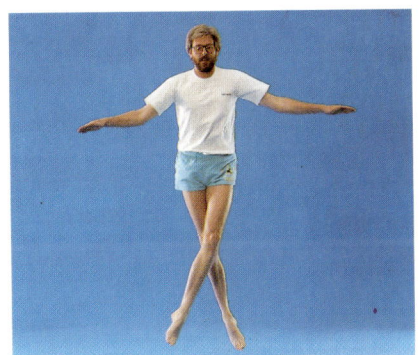

Variation zur 2. Übung

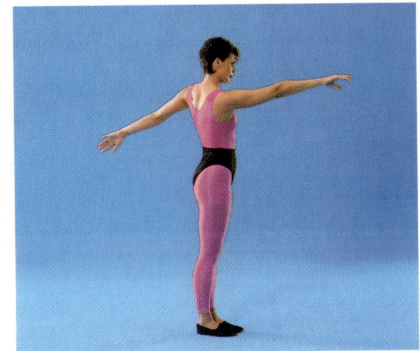

Variation zur 3. Übung

2. Übung: Hüpfen Sie auf der Stelle. Jeder, wie er kann und mag. *Variationen:* Einbeinig, Beine grätschen, Beine scheren, hüpfen Sie wie ein Boxer hin und her. *Zeit:* 1 Minute

3. Übung: Beginnen Sie mit einem leichten Armkreisen vorwärts, erst der linke und dann der rechte Arm. *Variationen:* Beidarmig, Armkreisen rückwärts, Armkreisen gegengleich. *Zeit:* 1 Minute

Trainingsprogramm

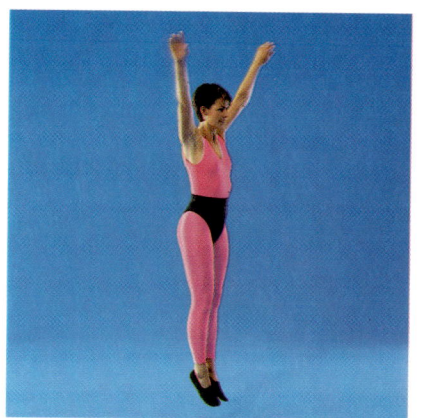

4. Übung

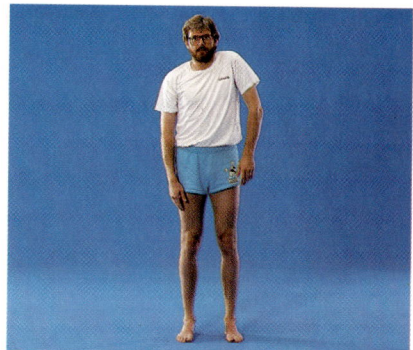

Belastungsphase

5. Übung

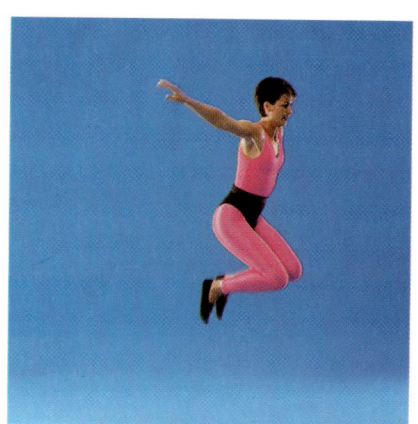

Variation zur 4. Übung

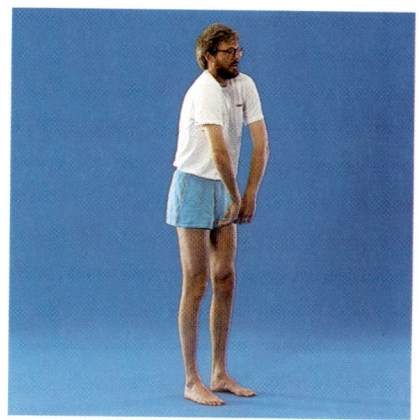

Variation zur 5. Übung

4. Übung: Verbinden Sie das Armkreisen rückwärts mit beidbeinigem Hüpfen. *Variationen:* Fersen schlagen bei jedem Sprung ans Gesäß, Knie werden bei jedem dritten Sprung angehoben. *Zeit:* 1 Minute

5. Übung: Heben Sie wechselseitig die Schultern so hoch es geht. *Variationen:* Heben Sie beide Schultern hoch, ziehen Sie die Schultern weit nach vorn und wieder weit nach hinten, kreisen Sie wechselseitig die Schultern vorwärts und rückwärts. *Zeit:* 1 Minute

Allgemeine Wirkungsgymnastik

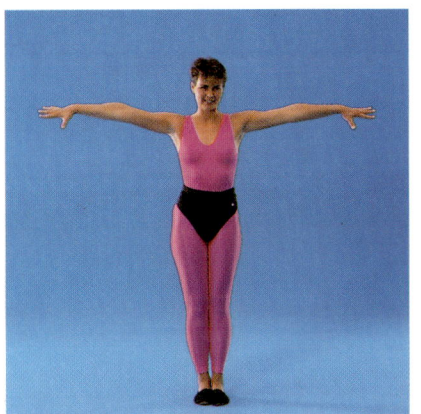

6. Übung

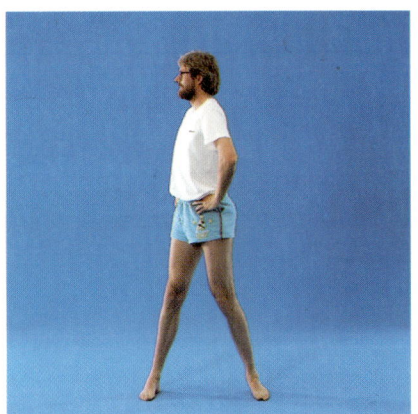

7. Übung

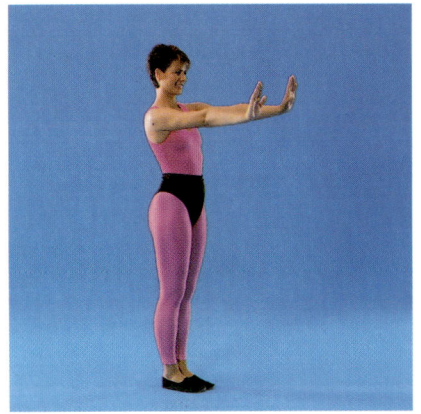

Variation zur 6. Übung

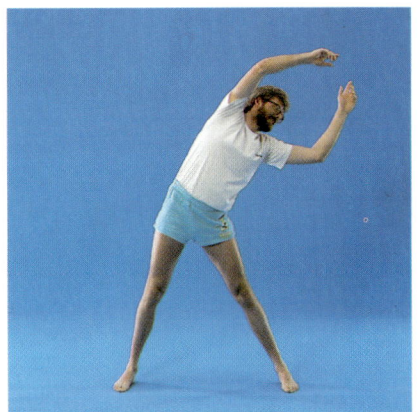

Variation zur 7. Übung

6. Übung: Nehmen Sie die Arme in die Seithalte. Nun ballen Sie die Hände zu Fäusten, öffnen die Hände und spreizen die Finger. Wiederholen Sie das sehr oft. *Variationen:* Gleiche Übungsform, nur Arme in die Vorhalte, Hochhalte, Rückhalte, Handgelenke knicken nach oben und unten ab. *Zeit:* 1 Minute

7. Übung: Im leichten Grätschstand stützen Sie Ihre Hände in die Hüfte und drehen Ihren Oberkörper abwechselnd nach links und rechts. *Variationen:* Beschreiben Sie mit Ihrem Oberkörper einen Kreis, die Arme werden dabei in die Hochhalte genommen. Erst nach links, dann nach rechts. *Zeit:* 1 Minute

Trainingsprogramm

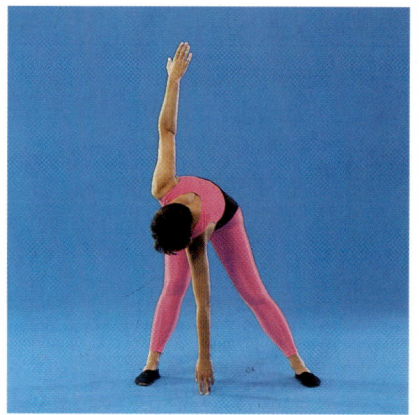

8. Übung

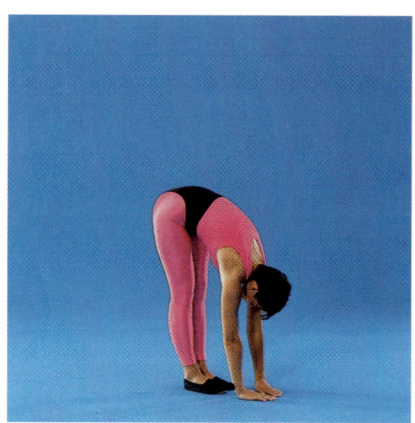

9. Übung

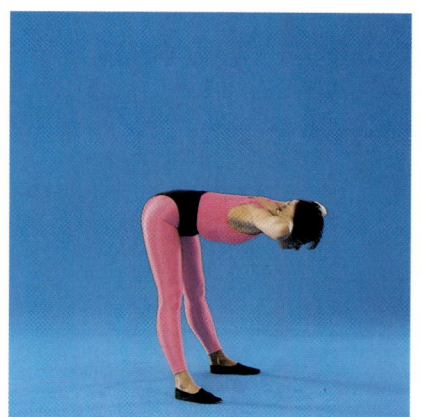

Variation zur 8. Übung

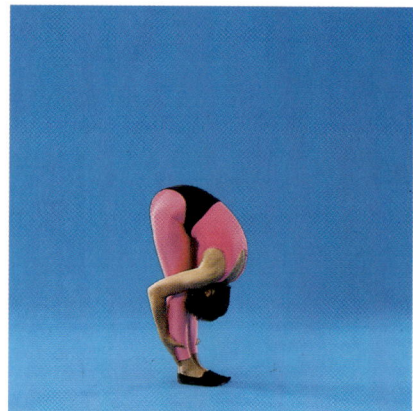

Variation zur 9. Übung

8. Übung: Der Grätschstand wird erweitert. Nehmen Sie die Arme in die Seithalte, beugen Sie den Oberkörper nach vorn, und verdrehen Sie ihn nach links und nach rechts. *Variation:* Legen Sie die gefalteten Hände in den Nacken, und beugen Sie den Oberkörper weit nach vorn und zurück. *Zeit:* 1 Minute

9. Übung: Schließen Sie die Beine, sie bleiben völlig gestreckt. Versuchen Sie nun, den Oberkörper so weit zu beugen, daß Ihre Handflächen den Boden berühren. *Variation:* Umfassen Sie bei geschlossenen Beinen die Fußgelenke, und ziehen Sie den Oberkörper dicht an die Beine heran. *Zeit:* 1 Minute

Allgemeine Wirkungsgymnastik

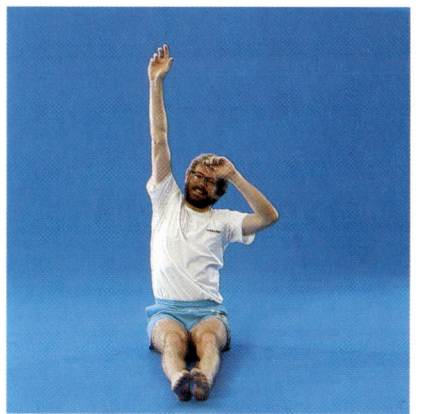

10. Übung

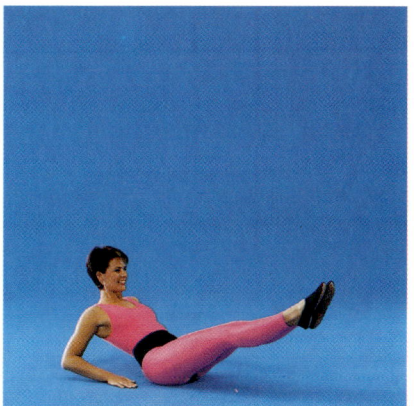

11. Übung

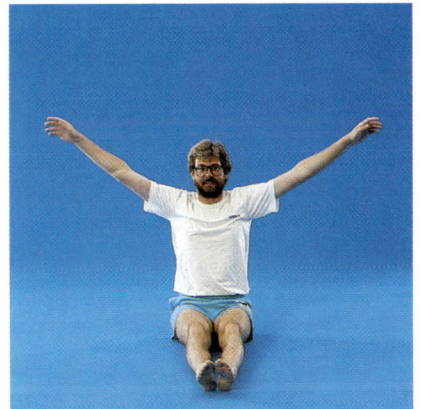

Variation zur 10. Übung

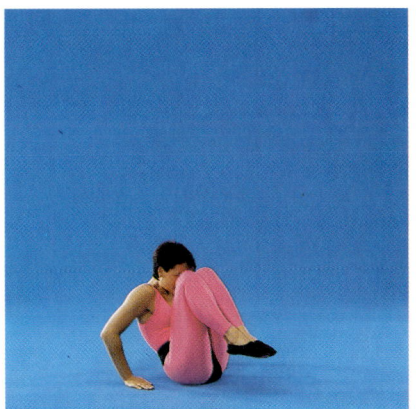

Variation zur 11. Übung

10. Übung: Strecksitz, die Arme in die Hochhalte. Strecken Sie Ihren linken Arm weit in die Höhe, dann den rechten. Zwischendurch beugen Sie Ihren Körper entspannt nach vorn. *Variation:* Im Strecksitz führen Sie die Arme von der tiefen Seithalte in die Hochhalte und wieder zurück. *Zeit:* 1 Minute

11. Übung: Stützen Sie die Hände fußgerichtet hinter dem Gesäß auf den Boden, und heben Sie die Beine in die Vorhalte. *Variationen:* Beine in die Vorhalte grätschen, schließen, anhocken, strecken und wieder grätschen, erneut schließen, anhocken, und strecken. *Zeit:* 1 Minute

Trainingsprogramm

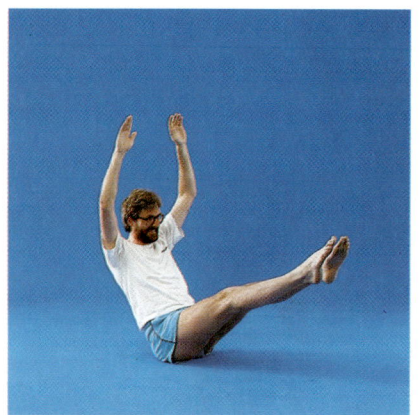

12. Übung

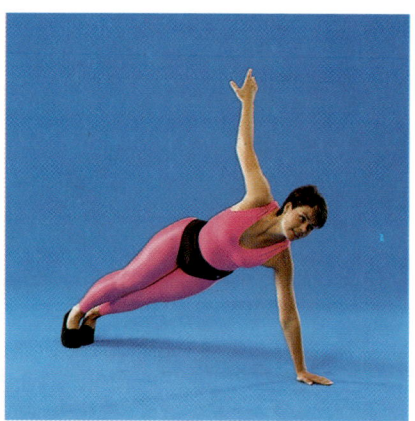

13. Übung

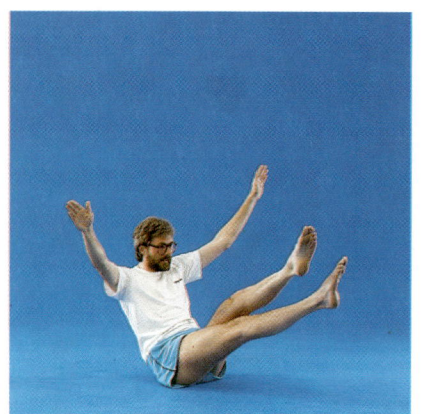

Variation zur 12. Übung

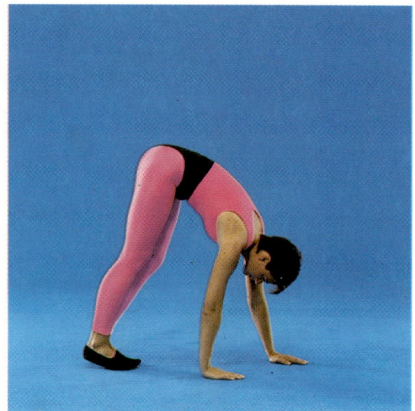

Variation zur 13. Übung

12. Übung: Heben Sie die Arme in die Hochhalte, die Beine in die Vorhalte, und kommen Sie in den Schwebesitz. Mindestens 10 Sekunden halten. *Variationen:* Im Schwebesitz werden die Beine übereinander oder nebeneinander geschert. *Zeit:* 1 Minute

13. Übung: Im Liegestütz heben Sie den linken Arm. Federn Sie einmal nach, dann umgekehrt. *Variation:* Aus dem Liegestütz wandern die Hände bei gestreckten Beinen zu den Füßen und wieder zurück in den Liegestütz. *Zeit:* 30 Sekunden

Allgemeine Wirkungsgymnastik

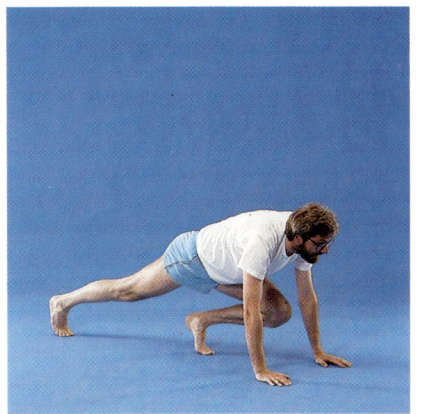

14. Übung

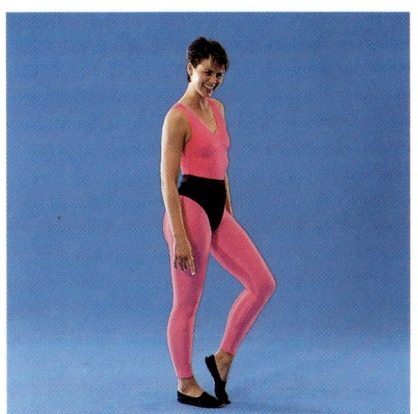

15. Übung

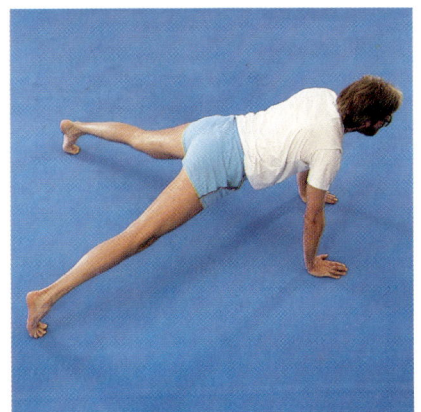

Variation zur 14. Übung

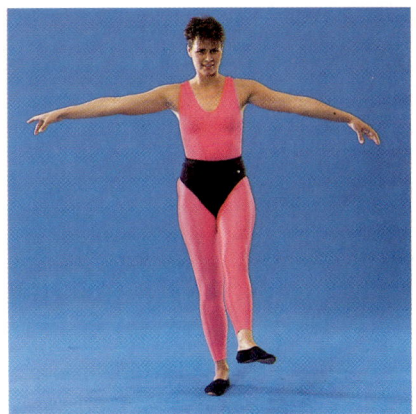

Variation zur 15. Übung

14. Übung: Im Liegestütz werden die Beine wechselseitig angehockt und wieder gestreckt. *Variation:* Aus dem Liegestütz werden die Beine gegrätscht und gestreckt. *Zeit:* 30 Sekunden

15. Übung: Lassen Sie in der Grundstellung den Fuß von der Spitze bis zur Ferse abrollen. *Variation:* Stellen Sie sich auf Ihren rechten Fuß, und heben Sie das linke Bein leicht an. Drehen Sie Ihren Fuß links herum, dann rechts herum. *Zeit:* 30 Sekunden

Trainingsprogramm

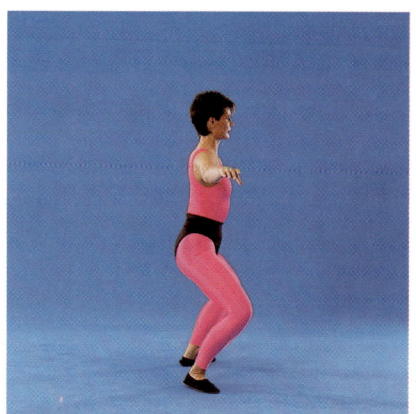

16. Übung

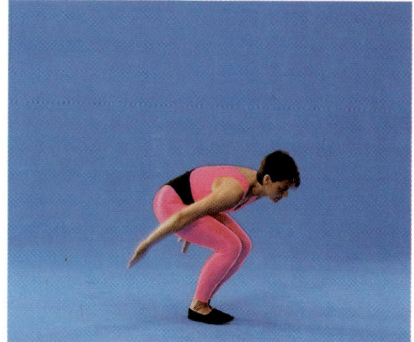

Entspannungsphase

17. Übung

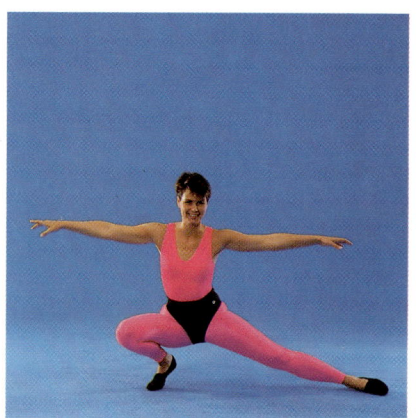

Variation zur 16. Übung

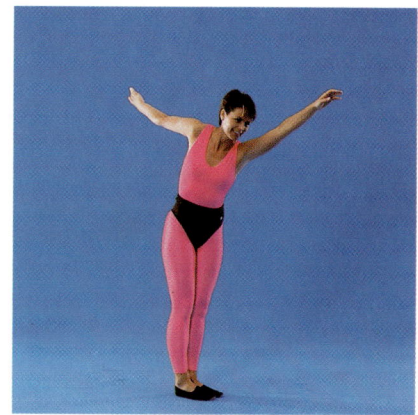

Variation zur 17. Übung

16. Übung: Grätschstand, Arme in der Seithalte, Fußspitzen nach außen. Wippen Sie mit dem Gesäß nach unten, dabei muß der Rücken gerade sein. *Variation:* Aus dem leichten Grätschstand verlagern Sie Ihr Körpergewicht nach links, dann nach rechts und wieder zurück. *Zeit:* 30 Sekunden

17. Übung: Wir nehmen in der Grundstellung die Arme in die Hochhalte und schwingen sie tief durch die Tiefhalte, die Knie werden gebeugt. Atmen Sie dabei kräftig aus. *Variation:* Arme schwingen wechselseitig vor und zurück. *Zeit:* 1 Minute

Allgemeine Wirkungsgymnastik

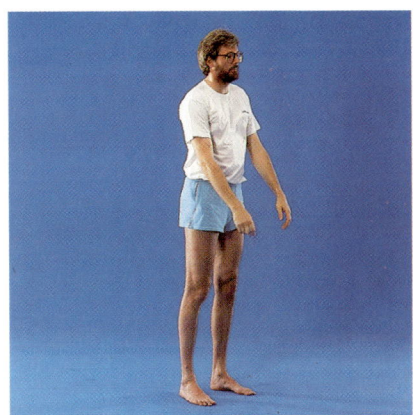

18. Übung, Abb. a

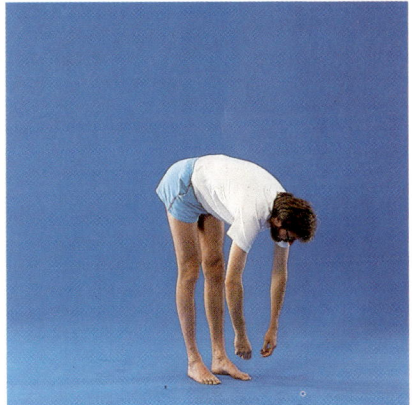

18. Übung, Abb. b

18. Übung: Nehmen Sie die Arme in die Hochhalte, dann lassen Sie sie entspannt fallen. Kräftig einatmen. Übung wiederholen, dabei intensiv ausatmen. Nach den Armen fällt in der 2. Phase der Oberkörper entspannt nach unten. In der 3. Phase fällt der Körper entspannt in den Hockstand. *Zeit:* 2 Minuten

Trainingsprogramm

Bauchmuskulatur

Auch in diesem Programm ist die Verbesserung der allgemeinen Leistungsfähigkeit wesentliche Zielsetzung. In der Belastungsphase wird jedoch die Dehnung und Kräftigung der Bauchmuskulatur einen größeren Raum einnehmen. Nun kann es schon mal sein, daß dem einen oder anderen die Übungen für die Bauchmuskulatur zuviel werden, keine Angst. Reduzieren Sie ganz einfach die Zahl der Wiederholungen um die Hälfte.
Zwischen allen Übungen und Variationen sollten Sie die Muskulatur lockern und bewußt intensiv ein- und ausatmen.

Erwärmungsphase

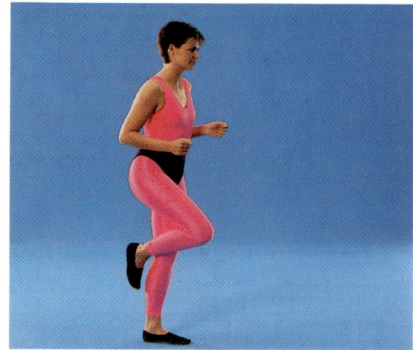

1. Übung

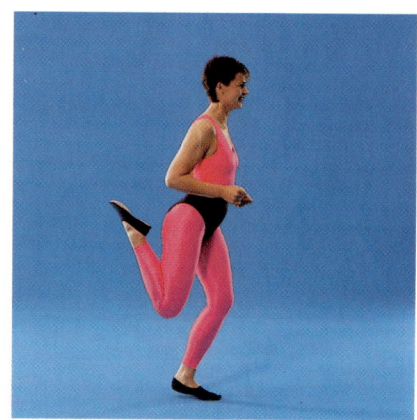

Variation zur 1. Übung

1. Übung: Beginnen Sie, auf der Stelle zu laufen. *Variationen:* Schlagen Sie die Fersen an das Gesäß, heben Sie die Knie möglichst hoch. *Zeit:* 1 Minute

Bauchmuskulatur

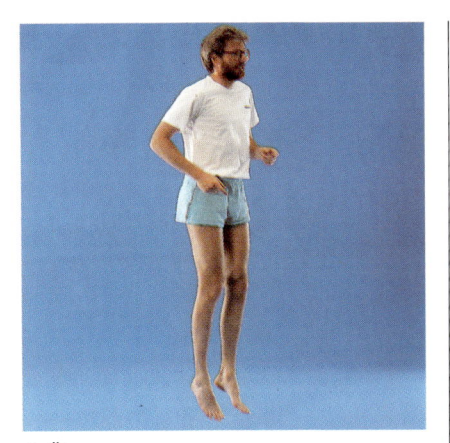

2. Übung

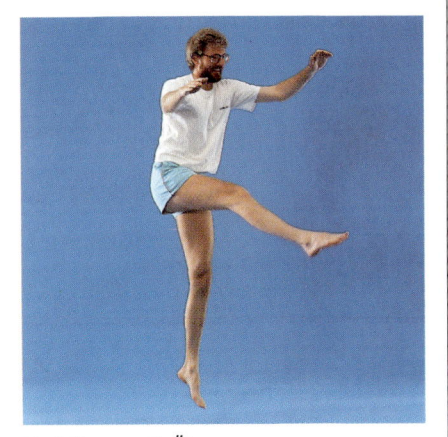

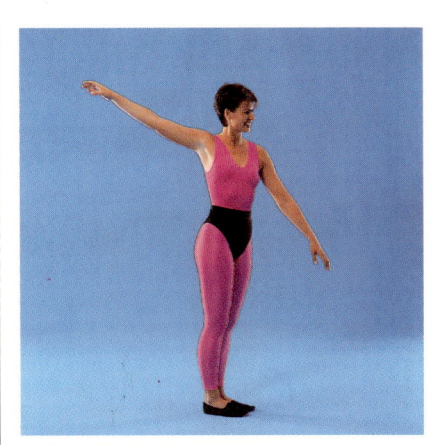

3. Übung

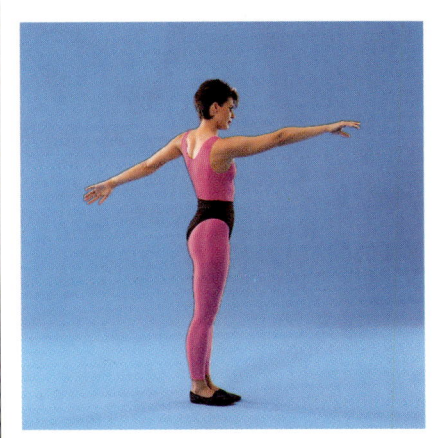

Variation zur 2. Übung

Variation zur 3. Übung

2. Übung: Hüpfen Sie auf der Stelle. *Variationen:* Hüpfen Sie auf dem rechten Bein, und schwingen Sie das unbelastete linke Bein vor und zurück, dann auf das linke Bein, und das rechte schwingt vor und zurück. *Zeit:* 1 Minute

3. Übung: Beginnen Sie mit einem leichten Armkreisen vorwärts. Zunächst mit dem linken, dann mit dem rechten Arm. *Variationen:* Beidarmig, Armkreisen rückwärts, Armkreisen gegengleich. *Zeit:* 1 Minute

Trainingsprogramm

Belastungsphase

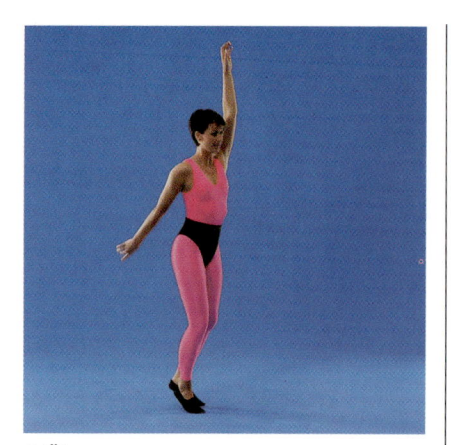

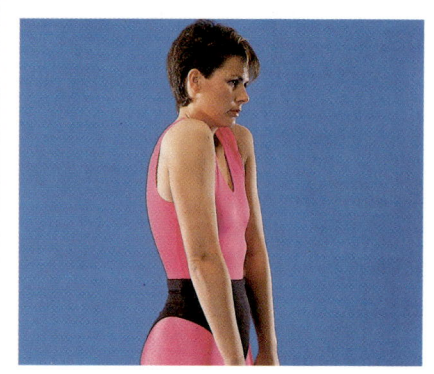

4. Übung

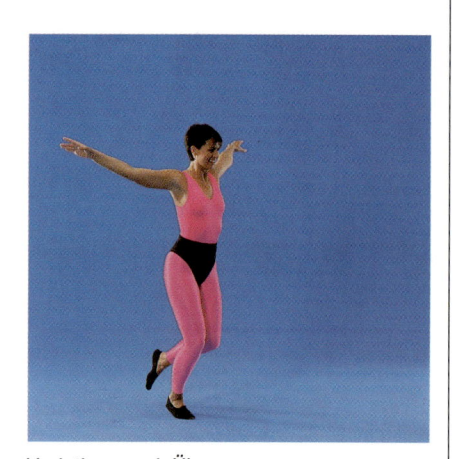

5. Übung

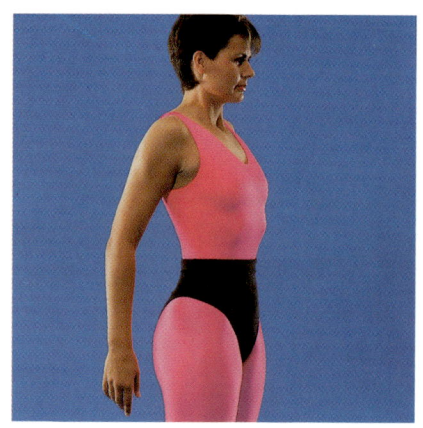

Variation zur 4. Übung

Variation zur 5. Übung

4. Übung: Laufen Sie auf der Stelle. Bei jedem rechten Laufschritt schwingen Sie den linken Arm in die Hochhalte, bei jedem linken Laufschritt den rechten Arm. Richtigen Rhythmus finden. *Variation:* Laufen auf der Stelle, Arme werden in der Seithalte weit zurückgefedert. *Zeit:* 1 Minute

5. Übung: Bewegen Sie die Schultern in großen Kreisbewegungen; erst vorwärts, dann rückwärts. *Variation:* Ziehen Sie die Schultern weit nach vorne und weit nach hinten. *Zeit:* 1 Minute

Bauchmuskulatur

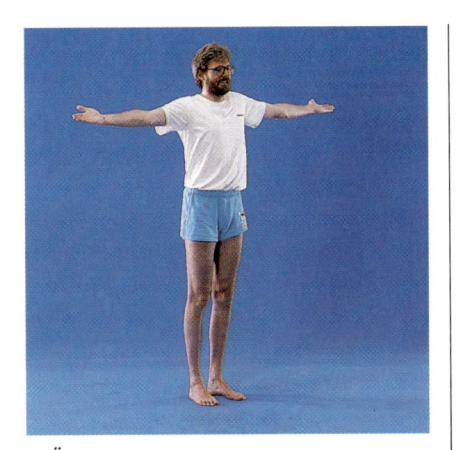

6. Übung

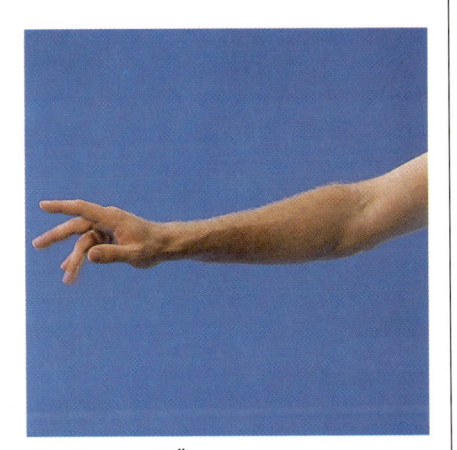

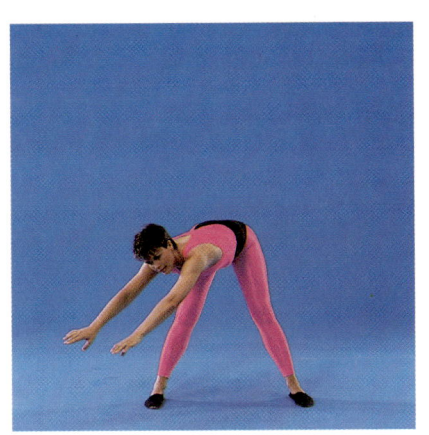

7. Übung

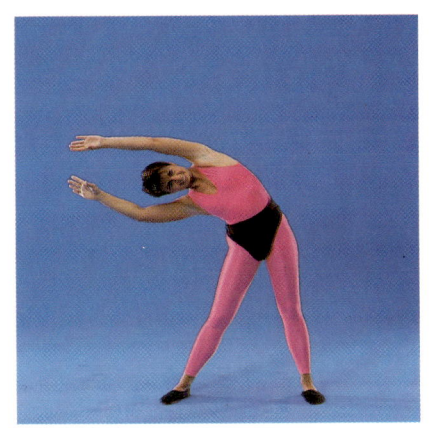

Variation zur 6. Übung

Variation zur 7. Übung

6. Übung: Nehmen Sie die Arme in die Seithalte. Drehen Sie die Handflächen weit nach hinten und wieder nach vorne. Häufig wiederholen. *Variationen:* Arme sind in der Seithalte und die Finger bewegen sich wie beim Klavierspiel. Die Hände schlagen ab Handgelenk auf und nieder. *Zeit:* 1 Minute

7. Übung: Im leichten Grätschstand, Arme in der Hochhalte, wird mit dem Oberkörper ein großer Kreis beschrieben. *Variation:* Leichter Grätschstand, Arme sind in der Hochhalte, weites Beugen des Oberkörpers nach links und nach rechts. *Zeit:* 1 Minute

Trainingsprogramm

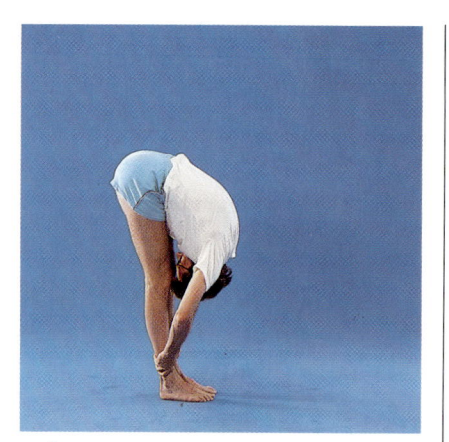

8. Übung

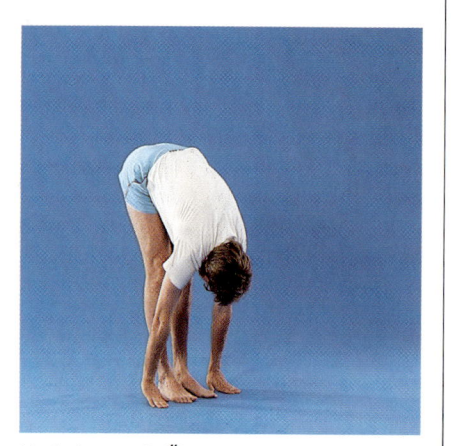

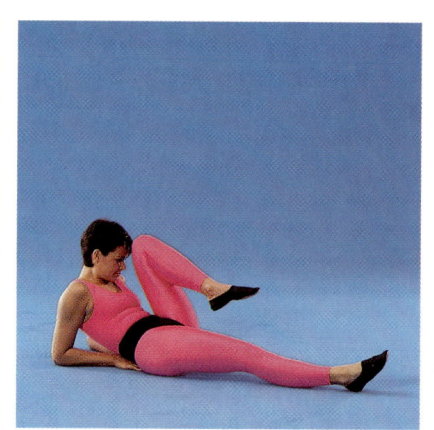

9. Übung

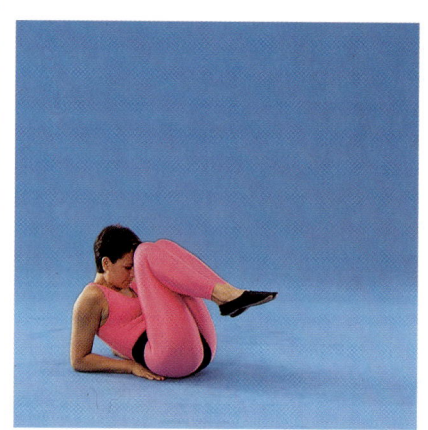

Variation zur 8. Übung

Variation zur 9. Übung

8. Übung: Umfassen Sie bei geschlossenen, gestreckten Beinen die Fußgelenke, und ziehen Sie den Oberkörper ganz dicht an die Beine heran. *Variation:* Bewegen Sie federnd den Oberkörper mit geschlossenen und gestreckten Beinen zum Boden. *Zeit:* 1 Minute

9. Übung: Setzen Sie sich auf den Boden, und stützen Sie Ihre Unterarme hinter dem Gesäß auf. Ziehen Sie wechselseitig das linke und das rechte gebeugte Bein an den Oberkörper, und legen Sie es kontrolliert wieder ab. *Variation:* Beine anhocken, ablegen, radfahren. *Zeit:* 1 Minute

Bauchmuskulatur

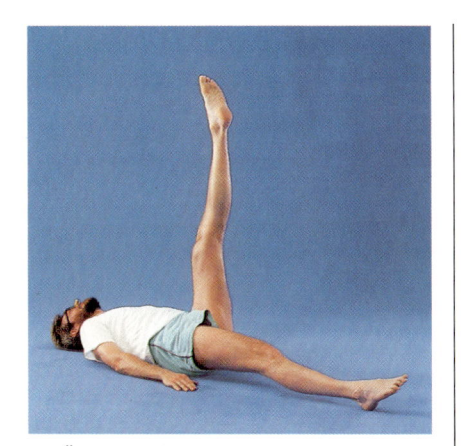

10. Übung, Abb. a

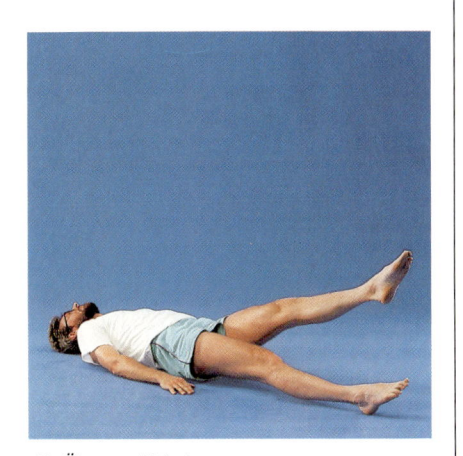

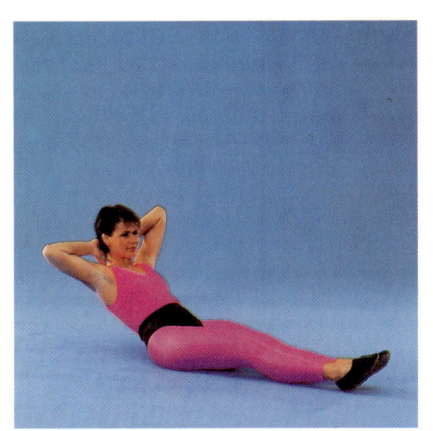

11. Übung

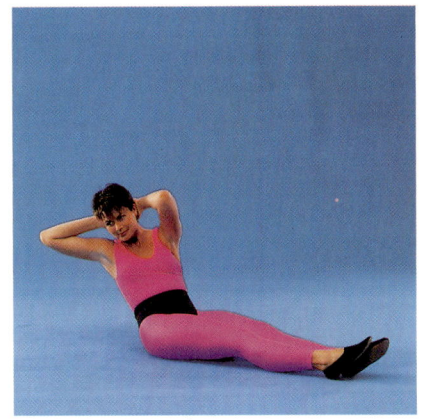

10. Übung, Abb. b

Variation zur 11. Übung

10. Übung: Rückenlage, winkeln Sie das gestreckte linke Bein bis zur Senkrechten an, senken Sie es ab. Kurz vor dem Boden halten Sie etwa 10 Sekunden, dann mit rechts. *Variation:* Gleiche Übung beidbeinig. *Zeit:* 1 Minute

11. Übung: Im Strecksitz legen Sie die gefalteten Hände in den Nacken und lassen Ihren Oberkörper nach hinten absinken. Kurz vor dem Boden halten Sie ca. 10 Sekunden und gehen zurück in den Strecksitz. *Variation:* In der Haltestellung verwringen wir den Oberkörper nach links und rechts. *Zeit:* 1 Minute

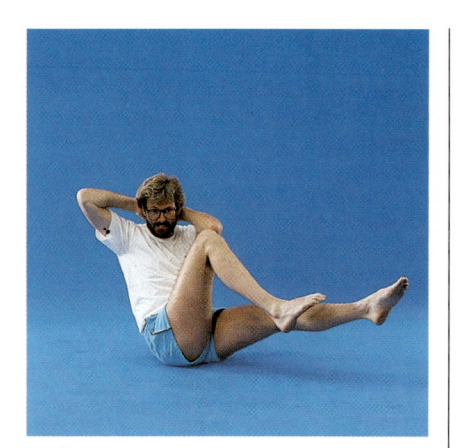

Trainingsprogramm

12. Übung

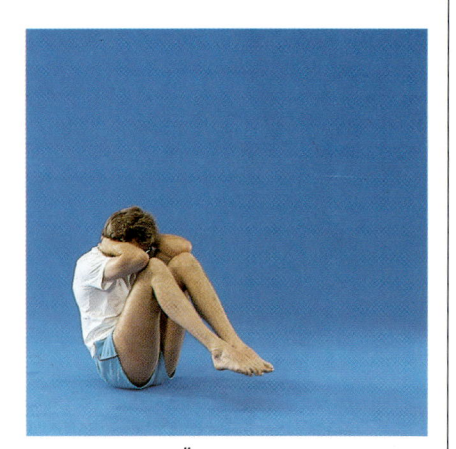

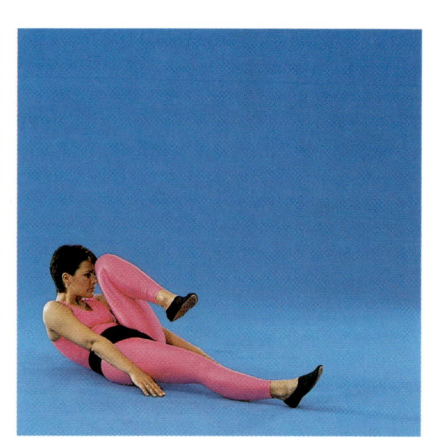

13. Übung

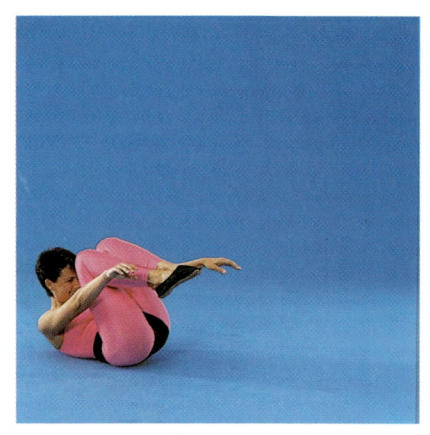

Variation zur 12. Übung

Variation zur 13. Übung

12. Übung: Schwebesitz, die gefalteten Hände sind hinter den Nacken gelegt. Führen Sie das rechte Knie zum linken Ellbogen, dann umgekehrt. *Variation:* Gleiche Position, beide Knie werden zu den Ellbogen geführt, danach die Beine wieder in den Schwebesitz strecken. *Zeit:* 1 Minute

13. Übung: In Rückenlage führen Sie das linke Knie zum Kopf, Kopf und Oberkörper kommen dem Knie entgegen. Bei der Begegnung über dem Körper halten Sie 10 Sekunden. Dann das rechte Knie. *Variation:* Beide Knie werden an die Stirn geführt und 10 Sekunden gehalten. *Zeit:* 30 Sekunden

Bauchmuskulatur

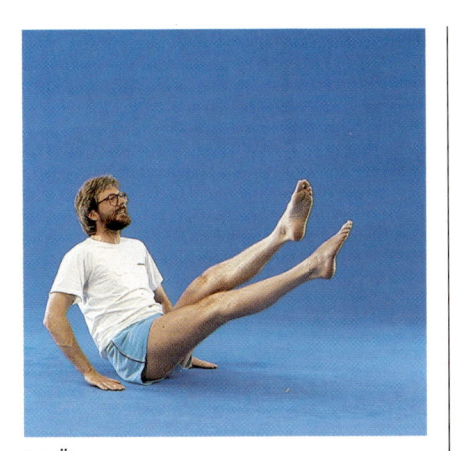

14. Übung

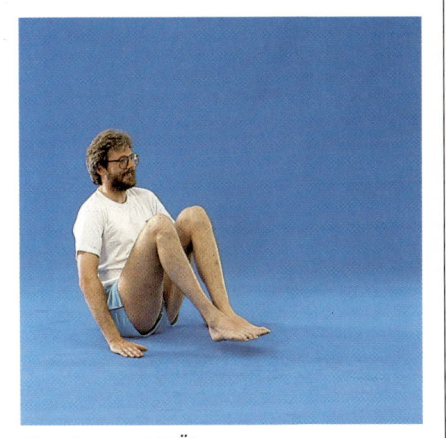

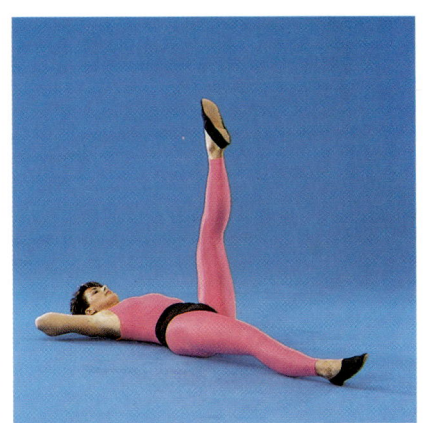

15. Übung, Abb. a

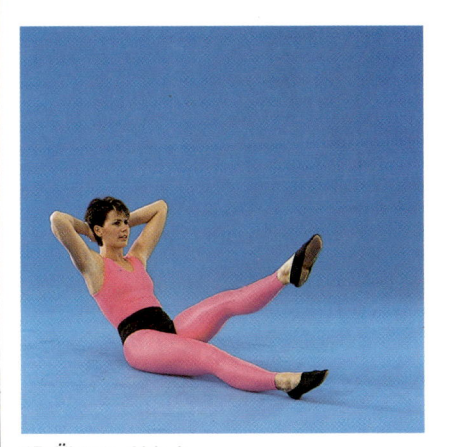

Variation zur 14. Übung

15. Übung, Abb. b

14. Übung: Aus dem Strecksitz heben wir die Beine in die Vorhalte und scheren die gestreckten Beine übereinander. Die Hände sind auf den Boden gestützt. *Variation:* Gleiche Position, Beine werden angehockt und wieder gestreckt. *Zeit:* 30 Sekunden

15. Übung: Rückenlage, die gefalteten Hände im Nacken. Das gestreckte linke Bein ist senkrecht angewinkelt, beim Absenken Oberkörper aufrichten. Nun rechts anwinkeln, den Oberkörper absenken. Wird das rechte Bein abgelegt, richtet er sich auf. *Variation:* Beidbeinig üben. *Zeit:* 30 Sekunden

Trainingsprogramm

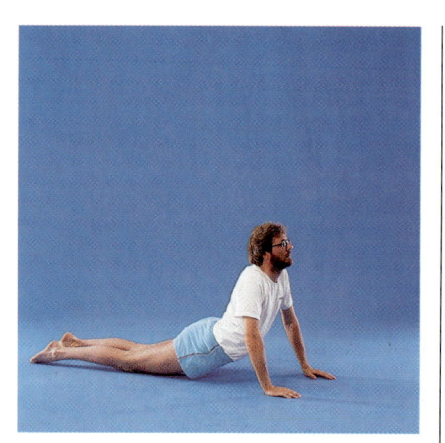

16. Übung

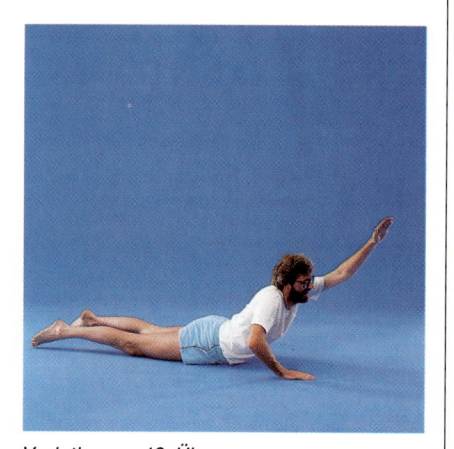

Variation zur 16. Übung

Entspannungsphase

Wie bei der allgemeinen Wirkungsgymnastik auf Seite 34 f. beschrieben.

16. Übung: In Bauchlage stützen Sie beide Arme schulterbreit vor sich und drücken Ihren Oberkörper hoch. Dann legen Sie sich entspannt auf den Bauch und beginnen von vorn. *Variationen:* Gleiche Position, zusätzlich wird erst der linke, dann der rechte Arm nach hinten gefedert. *Zeit:* 1 Minute

Rückenmuskulatur

Unserer Rückenmuskulatur kommt in der Alltagsmotorik eine große Bedeutung zu. Sie unterstützt nicht nur die Wirbelsäule, sondern ist auch für viele Funktionen unseres Bewegungsapparates wichtig.
Schädigungen an der Wirbelsäule haben ihre Ursachen nicht selten in einer schwach ausgebildeten Rückenmuskulatur. Die Kräftigung der Rückenmuskulatur soll deshalb in diesem Programm den Schwerpunkt bilden.
Zwischen allen Übungen und Variationen sollten Sie die Muskulatur lockern und bewußt intensiv ein- und ausatmen.

Erwärmungsphase

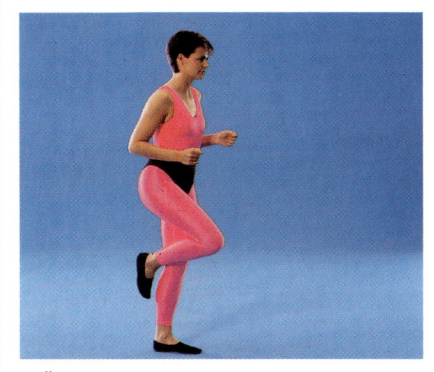

1. Übung

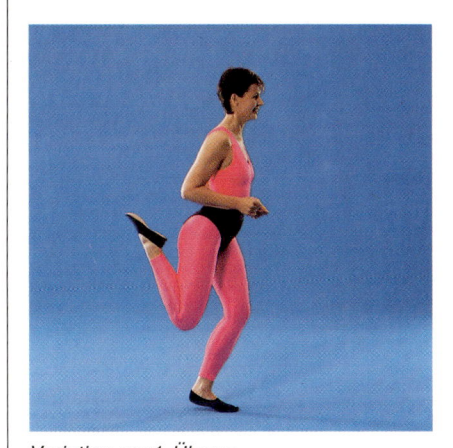

Variation zur 1. Übung

1. Übung: Beginnen Sie, auf der Stelle zu laufen. *Variationen:* Schlagen Sie die Fersen an das Gesäß, heben Sie die Knie möglichst hoch. *Zeit:* 1 Minute

Trainingsprogramm

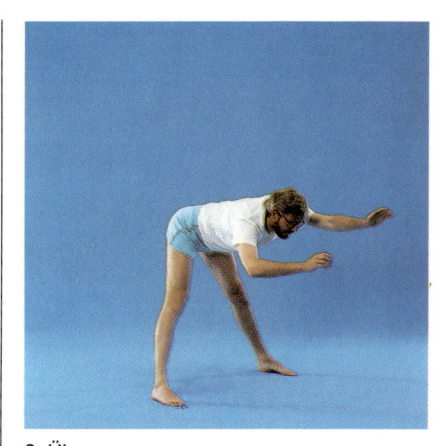

3. Übung

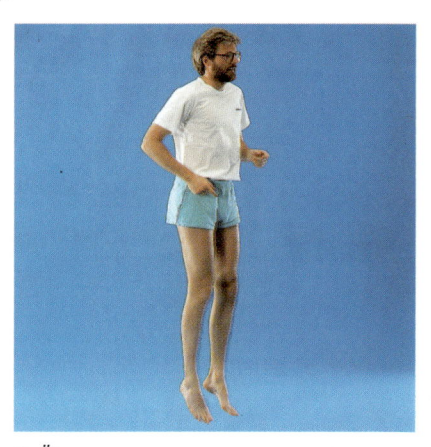

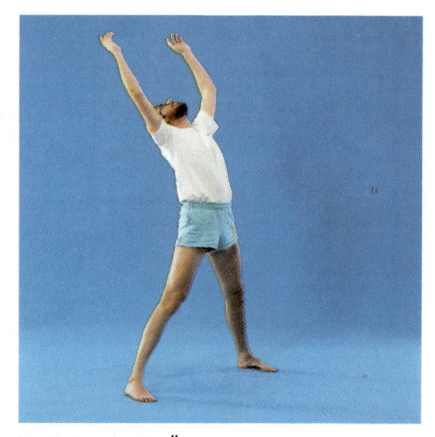

2. Übung

Variation zur 3. Übung

2. Übung: Hüpfen Sie auf der Stelle. Jeder, wie er kann und mag. *Variationen:* Drehen Sie während des Hüpfens die Hüfte nach links und nach rechts, die Arme in der Seithalte. Oftmalige Wiederholung. *Zeit:* 1 Minute

3. Übung: Im Grätschstand beugen Sie den Oberkörper nach vorne und dehnen Arme und Schultern wechselseitig weit nach vorne. *Variation:* Aus dem Grätschstand beugt sich der Oberkörper nach vorne unten, dann wird er mit den Armen in der Hochhalte nach oben hinten geführt. *Zeit:* 1 Minute

Rückenmuskulatur

Belastungsphase

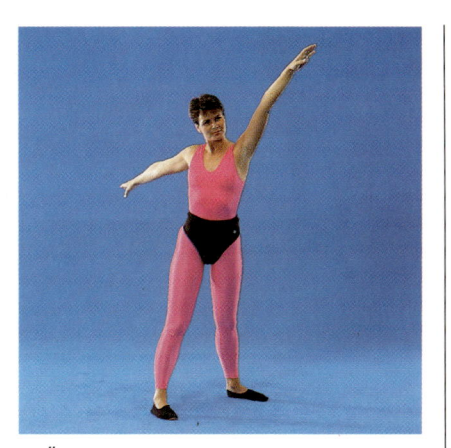

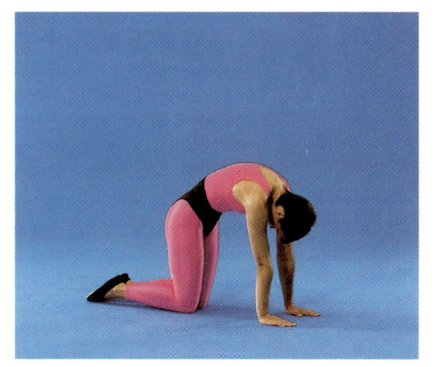

4. Übung

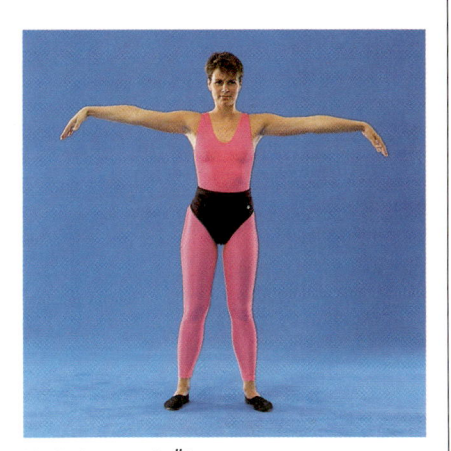

5. Übung

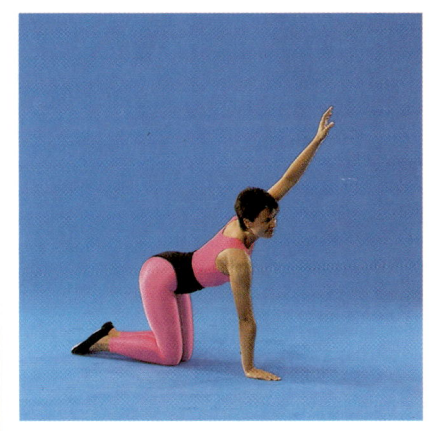

Variation zur 4. Übung

Variation zur 5. Übung

4. Übung: Im leichten Grätschstand kreisen Sie die Arme gegengleich zuerst vorwärts, dann rückwärts. *Variationen:* Nehmen Sie die Arme in die Seithalte und schlagen Sie mit Ihren Händen kleine Kreise, nach kurzer Zeit auch mit den Armen. *Zeit:* 1 Minute

5. Übung: Im Knieliegestütz (Bank) machen Sie einen Katzenbuckel und gehen mehrmals weich und weit ins Hohlkreuz zurück. *Variationen:* Heben Sie den linken Arm weit über die Hochhalte, einmal nachfedern und absenken; dann den rechten Arm. Gleiche Übung ohne Zwischenfedern. *Zeit:* 1 Minute

Trainingsprogramm

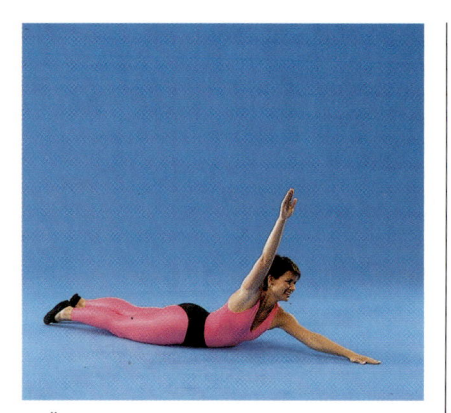

6. Übung

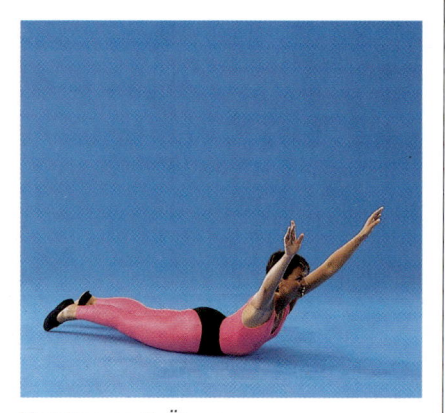

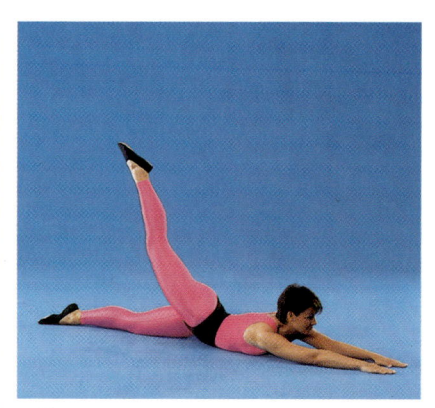

7. Übung

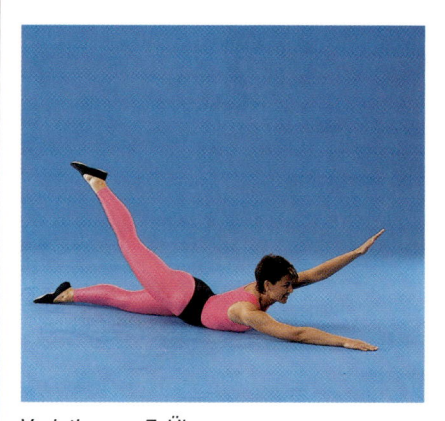

Variation zur 6. Übung

Variation zur 7. Übung

6. Übung: In der Bauchlage heben Sie den linken Arm in die hohe Vorhalte, nach dem Absenken ist der rechte Arm dran. *Variation:* Aus der Bauchlage werden Arme und Oberkörper in die Vorhalte gehoben, mindestens 10 Sekunden halten, dann wieder absenken. *Zeit:* 1 Minute

7. Übung: In der Bauchlage werden die Arme gestreckt, so daß die Handflächen auf dem Boden liegen. Heben Sie das gestreckte linke Bein an. Nach dem Absenken das rechte. *Variation:* Aus der Bauchlage werden der linke Arm und das rechte Bein gleichzeitig gehoben und wieder abgesenkt, dann umgekehrt. *Zeit:* 1 Minute

Rückenmuskulatur

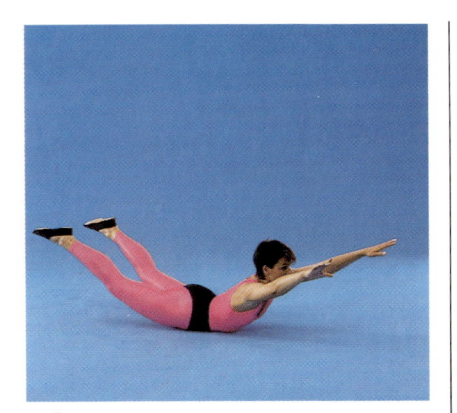

8. Übung

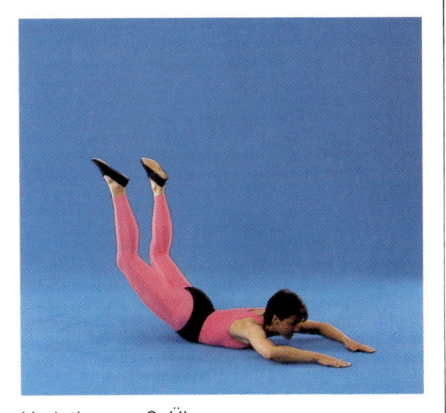

Variation zur 8. Übung

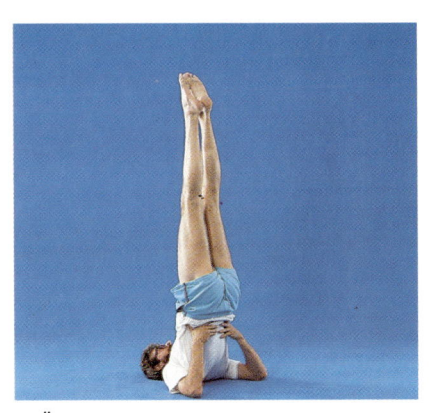

9. Übung

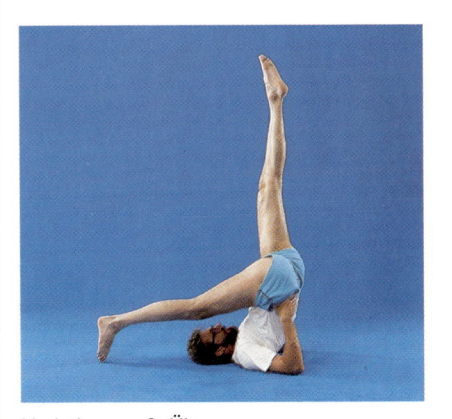

Variation zur 9. Übung

8. Übung: In der Bauchlage werden die gestreckten Arme und Beine gleichzeitig angehoben, mindestens 10 Sekunden, dann wieder absenken. *Variation:* Versuchen Sie, auf der gedehnten Bauchmuskulatur zu schaukeln. *Zeit:* 1 Minute

9. Übung: In Rückenlage heben Sie Ihren Körper in die Kerze und stützen sich in der Hüfte ab. Knicken Sie dann im Hüftbereich ab, und rollen Sie Wirbel für Wirbel in die Rückenlage. *Variation:* Aus der Kerzenhaltung wird das gestreckte linke Bein nach hinten abgesenkt, bis die Fußspitze den Boden berührt, dann das rechte Bein. *Zeit:* 1½ Minuten

Trainingsprogramm

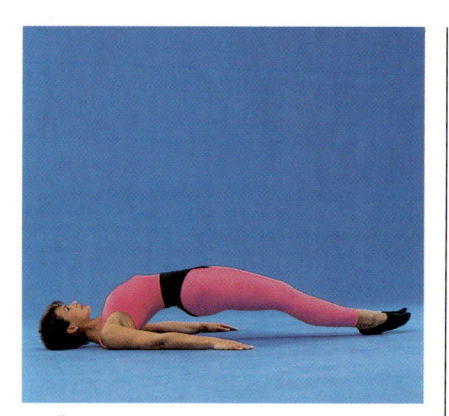

10. Übung

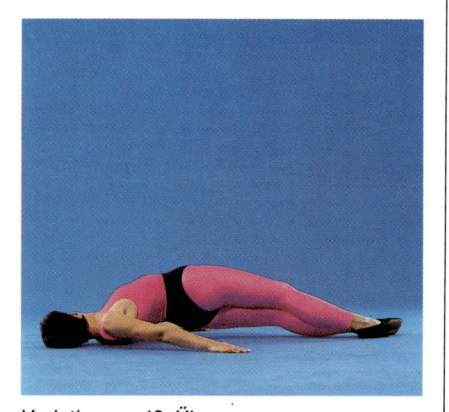

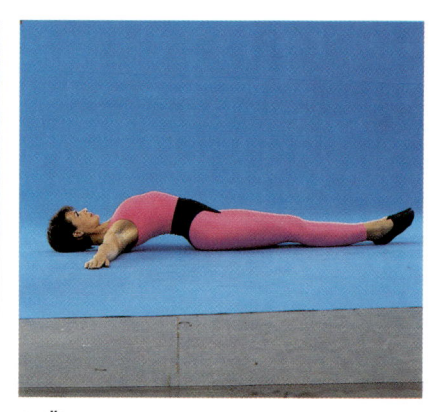

11. Übung

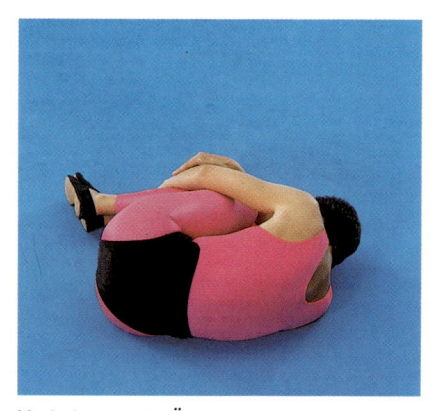

Variation zur 10. Übung

Variation zur 11. Übung

10. Übung: In der Rückenlage heben Sie das Becken an, so daß Ihr angespannter Körper eine Brücke bildet. Nur Schultergürtel und Fersen berühren den Boden. Mindestens 10 Sekunden halten, dann den Körper wieder absenken. Oftmalige Wiederholung. *Variation:* In der gespannten Körperhaltung wird das Becken zusätzlich nach links und rechts gedreht. *Zeit:* 1½ Minuten

11. Übung: In der Rückenlage pressen Sie Ihre Wirbelsäule auf den Boden, gehen Sie wieder ins Hohlkreuz. Becken und Schultergürtel bleiben auf dem Boden. *Variation:* Aus der gestreckten Seitenlage krümmen Sie den Körper klein zusammen (Embryo-Haltung) und strecken ihn wieder. Wechsel der Körperseite. *Zeit:* 1½ Minuten

Rückenmuskulatur

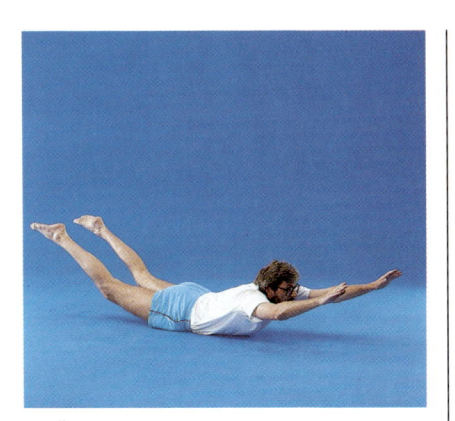

12. Übung

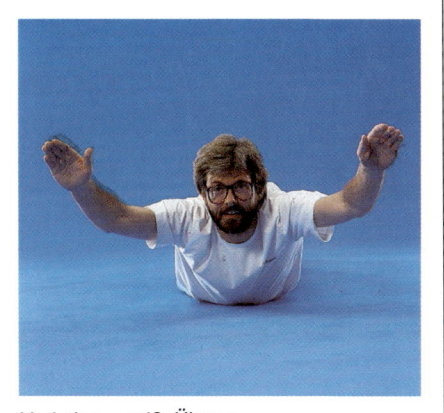

Entspannungsphase

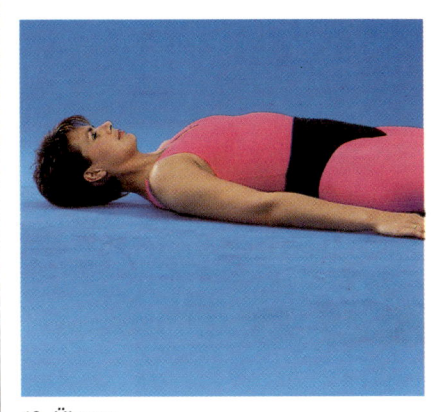

Variation zur 12. Übung

13. Übung

12. Übung: Bauchlage, die Arme sind gestreckt. Dabei wird der Oberkörper angehoben. 10 Sekunden halten. Oftmalige Wiederholung. *Variationen:* Aus der Bauchlage werden die gestreckten Arme und Beine angehoben, Arme und Beine werden nebeneinander geschert. *Zeit:* 1½ Minuten

13. Übung: In der Rückenlage führen Sie sehr bewußt und intensiv 6mal eine Brustatmung durch, danach 6mal Zwerchfellatmung. *Variation:* In der Rückenlage spannen und entspannen Sie mental jeden Muskel. Beginnen Sie bei den Füßen, und gehen Sie langsam bis in den oberen Körperbereich. Schließen Sie am besten dabei die Augen. *Zeit:* 1½ Minuten

Trainingsprogramm

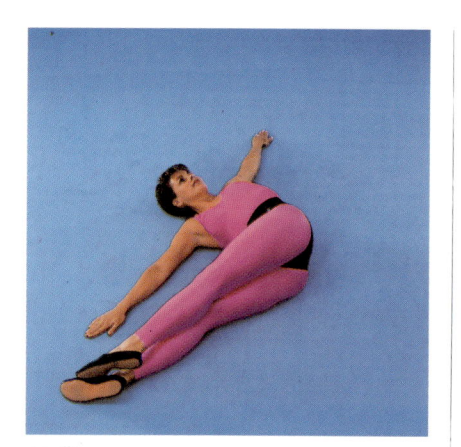

14. Übung

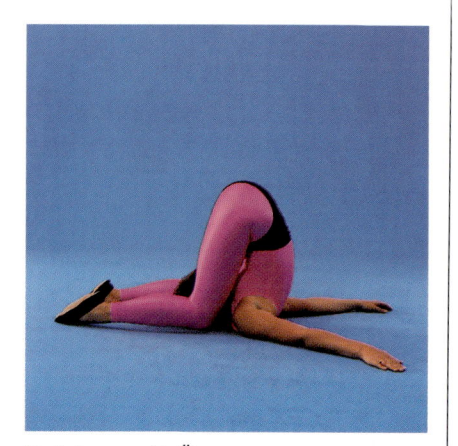

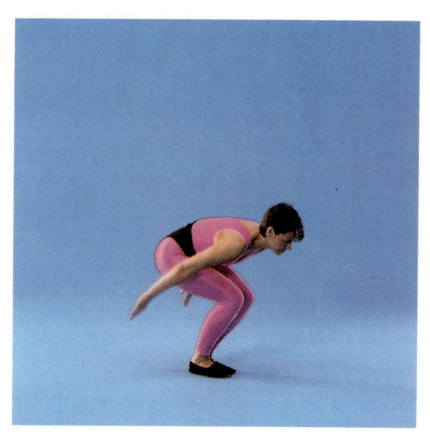

15. Übung

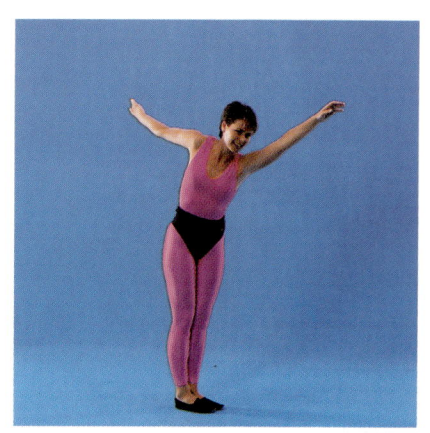

Variation zur 14. Übung

Variation zur 15. Übung

14. Übung: In der Rückenlage werden die gestreckten Beine angewinkelt, dann fallen die angewinkelten Beine zuerst zur linken und dann zur rechten Seite. *Variation:* Sie gehen in die Kerze und versuchen, Ihre Knie neben den Kopf auf den Boden zu legen. Intensive Atmung. *Zeit:* 1 Minute

15. Übung: In der Grundstellung nehmen Sie die Arme in die Hochhalte und beginnen, sie rhythmisch durch die Tiefhalte zu schwingen, Knie werden gebeugt. Atmen Sie dabei kräftig aus. *Variation:* Arme schwingen wechselseitig vor und zurück. *Zeit:* 1 Minute

Rückenmuskulatur

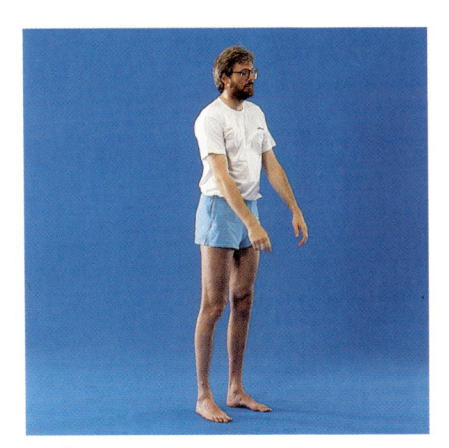

16. Übung, Abb. a

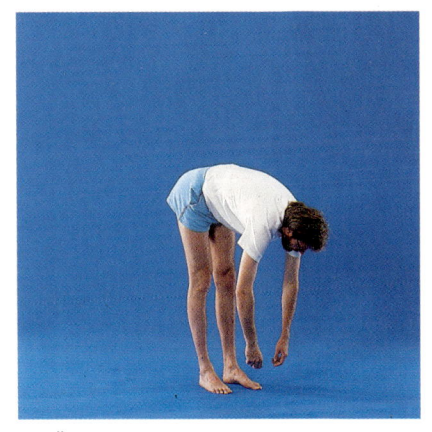

16. Übung, Abb. b

16. Übung: Nehmen Sie die Arme in die Hochhalte, dann lassen Sie sie entspannt fallen. Kräftig einatmen. Übung wiederholen, dabei intensiv ausatmen. Nach den Armen fällt in der 2. Phase der Oberkörper entspannt nach unten. In der 3. Phase fällt der Körper entspannt in den Hockstand. *Zeit:* 2 Minuten

Trainingsprogramm

Bein- und Gesäßmuskulatur

Die Bein- und Gesäßmuskulatur gehört mit ihren hohen Bewegungsfunktionen zu den größten Muskelgruppen unseres Körpers. Verständlich, daß bei zuwenig Bewegung diese dickfaserigen Muskeln schnell erschlaffen und einer guten Figur nicht gerade förderlich sind. Ein weiteres Problemfeld ist besonders bei Frauen die sogenannte „Orangenhaut".

Die Zellulitis ist eine Anreicherung von Fettgewebe, das groß- oder kleinfeldrige Reliefbildung im Oberschenkel- und Gesäßbereich verursacht. Immer wieder werden pharmazeutische Mittel angeboten, die diese Orangenhaut verhindern sollen – tägliche Gymnastik hat sicherlich eine bessere Wirkung.

Zwischen allen Übungen und Variationen sollten Sie die Muskulatur lockern und bewußt intensiv ein- und ausatmen.

Erwärmungsphase

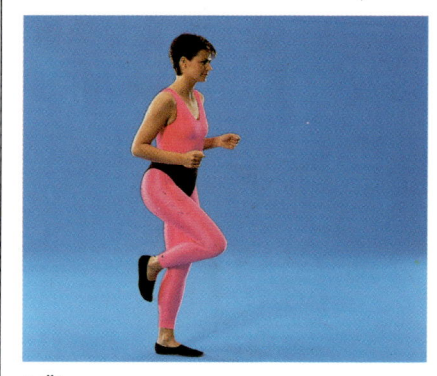

1. Übung

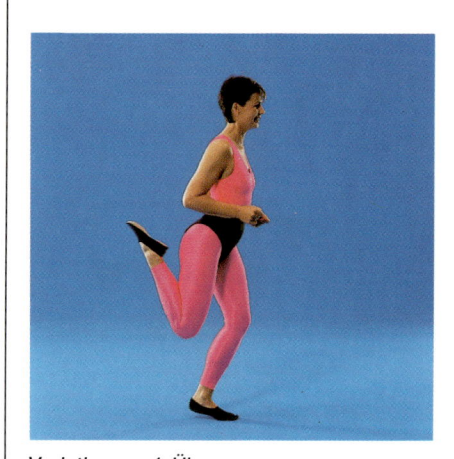

Variation zur 1. Übung

1. Übung: Beginnen Sie, auf der Stelle zu laufen. *Variationen:* Schlagen Sie die Fersen an das Gesäß, heben Sie die Knie möglichst hoch. *Zeit:* 1 Minute

Bein- und Gesäßmuskulatur

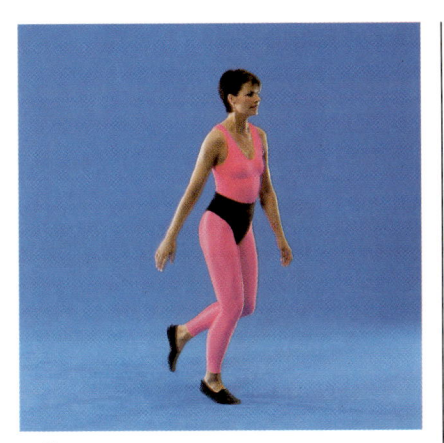

2. Übung

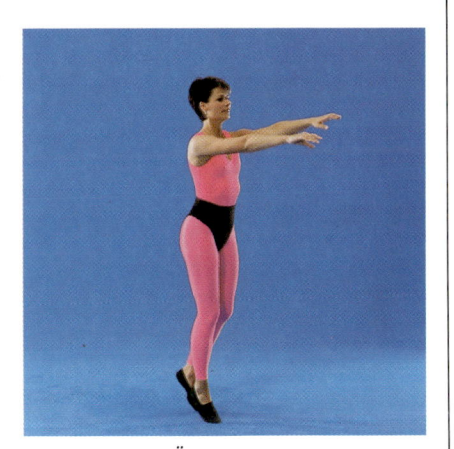

Variation zur 2. Übung

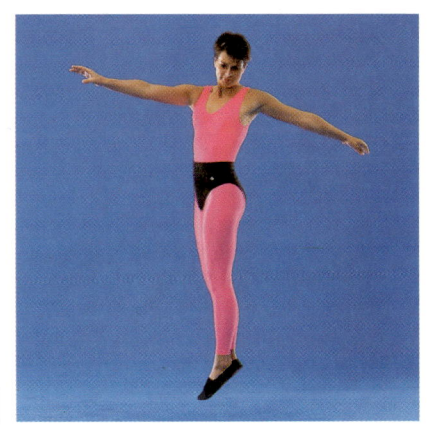

3. Übung

2. Übung: Kreisen Sie während des Laufens den linken Arm vorwärts, dann den rechten Arm. *Variation:* Kreisen Sie während des Laufens beide Arme vorwärts. *Zeit:* 1 Minute

3. Übung: Nehmen Sie die Arme in die Seithalte und beginnen Sie, auf der Stelle zu hüpfen. Bei jedem Sprung drehen Sie die Hüfte abwechselnd nach links und rechts. *Variation:* Versuchen Sie, während eines Sprungs die Hüfte in beide Richtungen zu drehen. *Zeit:* 1 Minute

Trainingsprogramm

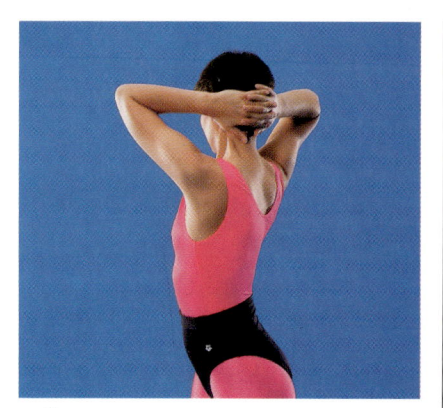

4. Übung

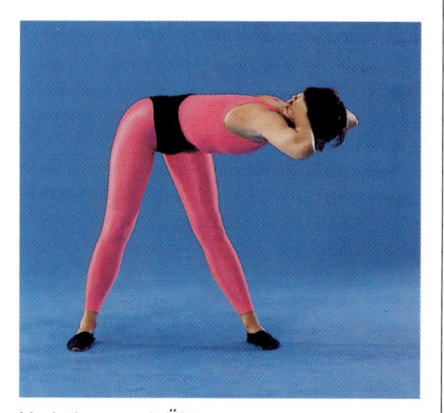

Belastungsphase

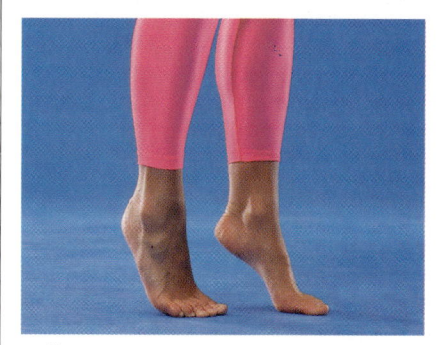

5. Übung

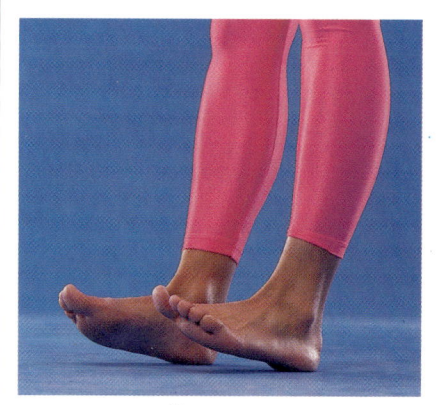

Variation zur 4. Übung

Variation zur 5. Übung

4. Übung: Legen Sie Ihre gefalteten Hände in den Nacken. Drehen Sie Ihren Oberkörper weit nach links, federn Sie einmal nach, dann nach rechts. *Variationen:* Die gefalteten Hände bleiben im Nacken. Im leichten Grätschstand beugen Sie den Oberkörper nach vorne und federn nach, dann nach links und rechts. *Zeit:* 1 Minute

5. Übung: Stellen Sie sich auf die Fußspitzen, und gehen Sie einen kleinen Kreis linksherum, dann rechtsherum. *Variationen:* Gehen Sie die Kreise auf den Fersen, dem Innenrist, dem Außenrist. Beim Gehen auf dem Außenrist müssen die Zehen angebogen werden. *Zeit:* 1 Minute

Bein- und Gesäßmuskulatur

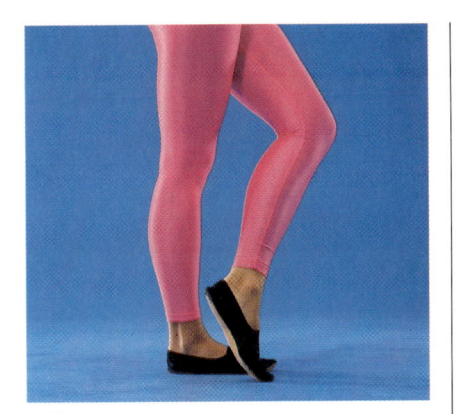

6. Übung

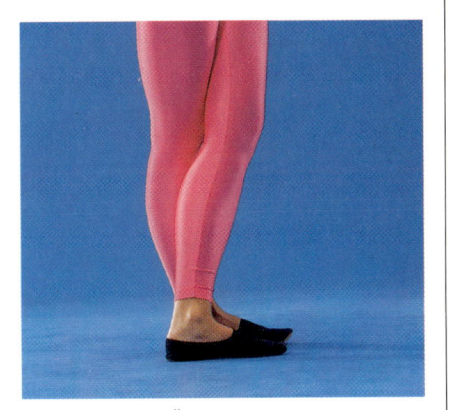

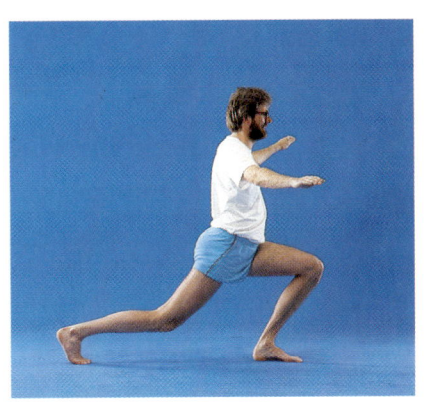

7. Übung

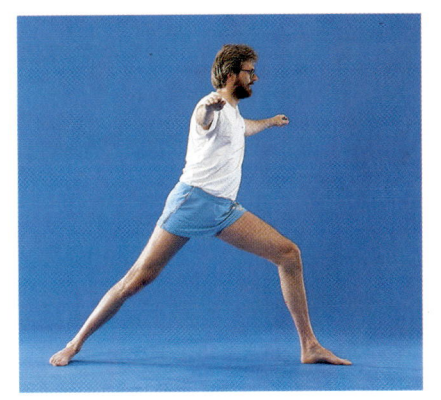

Variation zur 6. Übung

Variation zur 7. Übung

6. Übung: Stellen Sie den linken Fuß über den rechten mit der Fußspitze auf den Boden, rollen Sie den Fuß bis zur Ferse ab. Dann umgekehrt. *Variation:* Die gleiche Übung wird im Sprung durchgeführt. *Zeit:* 1 Minute

7. Übung: Weite Schrittstellung. Das linke Bein ist gebeugt, Fußspitze nach vorne, das rechte Bein ist nach hinten gestreckt. Federn Sie weit nach vorne, so daß die Belastung auf das linke Bein verlagert wird. Beinwechsel. *Variation:* Schrittstellung erweitern, der Fuß des hinteren Beins steht nun quer zum Fuß des vorderen Beines. Federn Sie nach vorne, Beinwechsel. *Zeit:* 1 Minute

Trainingsprogramm

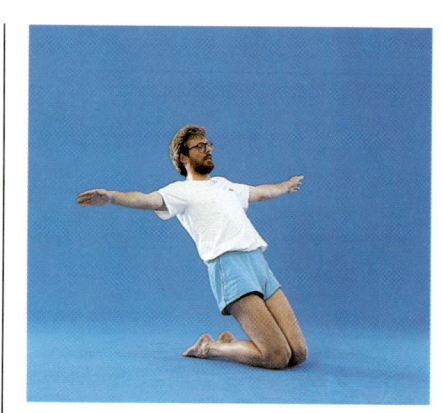

9. Übung

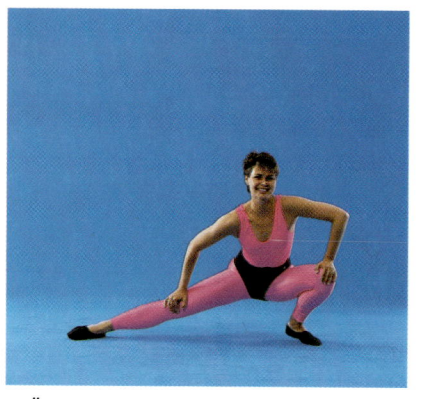

8. Übung

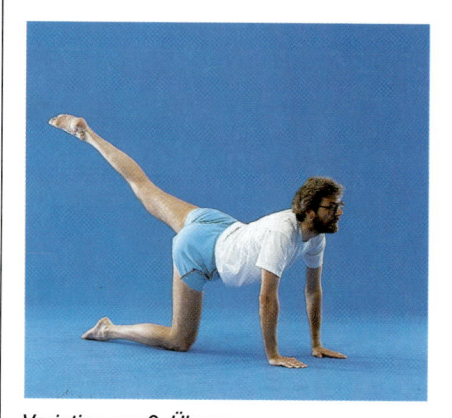

Variation zur 9. Übung

8. Übung: Im weiten Grätschstand stützen Sie die Hände auf die Oberschenkel. Nun verlagern Sie das Körpergewicht auf das linke Bein, federn Sie nach. Dann auf das rechte. *Variation:* Gleiche Übung ohne nachfedern. *Zeit:* 1 Minute

9. Übung: Kniestand, die Arme sind in der Seithalte. Lassen Sie Ihren Oberkörper nach hinten absinken, Hüfte darf nicht gebeugt werden. Halten Sie mindestens 10 Sekunden, dann den Oberkörper aufrichten. Oftmalige Wiederholung. *Variation:* Aus dem Knieliegestütz (Bank) wird das linke Bein gestreckt über die Waagerechte gehoben, dann das rechte. *Zeit:* 1 Minute

Bein- und Gesäßmuskulatur

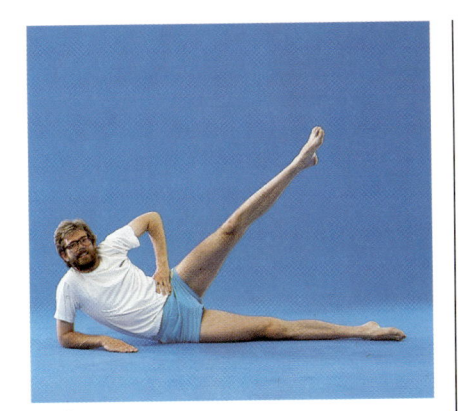

10. Übung, Abb. a

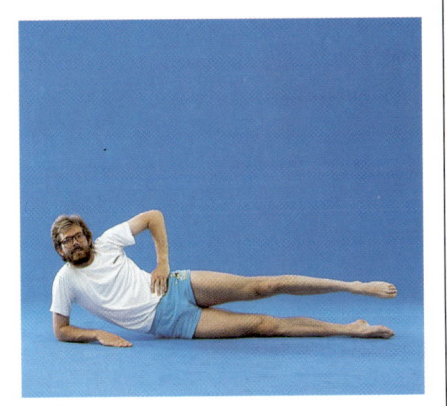

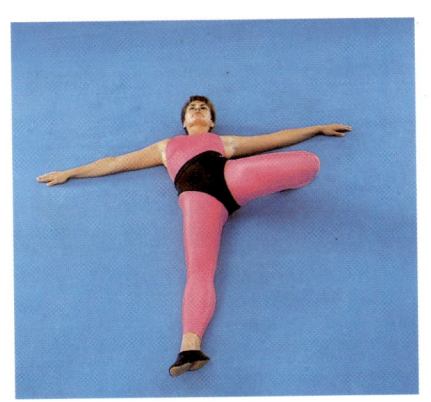

11. Übung

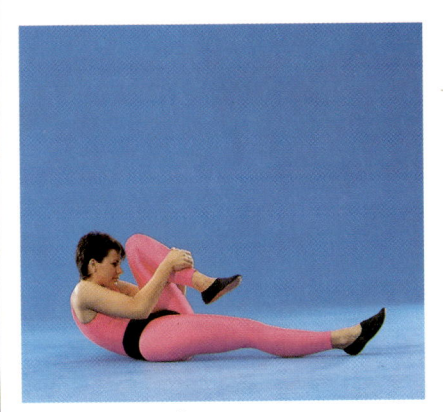

10. Übung, Abb. b

Variation zur 11. Übung

10. Übung: Legen Sie sich in die Seitlage. Der rechte Ellbogen ist auf den Boden gestützt, die linke Hand stützt sich auf die Hüfte. Das linke gestreckte Bein wird nun hoch- und wieder abgeführt. Bein nicht ganz ablegen. Oftmalige Wiederholung. *Variation:* Mit dem rechten Bein. *Zeit:* 1 Minute

11. Übung: Hürdensitz, das rechte Bein ist nach vorne gestreckt. Legen Sie den Oberkörper nach hinten. Federn Sie das linke gebeugte Bein hoch und tief. Oftmalige Wiederholung, Beinwechsel. *Variation:* In der Rückenlage beugen Sie das linke Knie zum angehobenen Oberkörper und strecken das Bein wieder in die Ausgangslage zurück, dann Beinwechsel. *Zeit:* 1 Minute

Trainingsprogramm

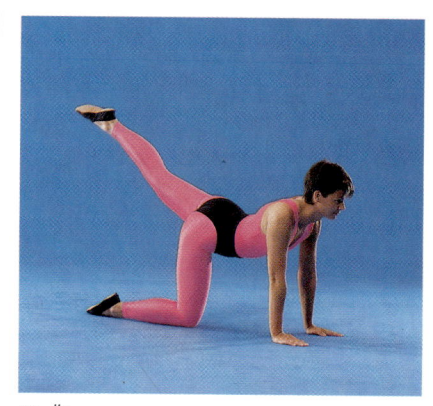

13. Übung

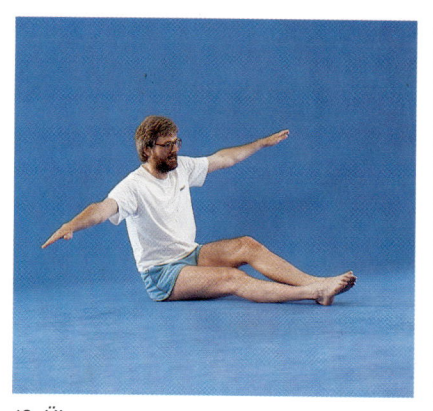

12. Übung

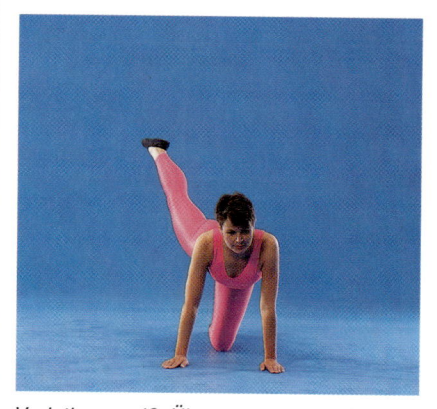

Variation zur 13. Übung

12. Übung: Setzen Sie sich in den Strecksitz; die Arme sind in der Seithalte. Versuchen Sie sich auf dem Gesäß einige Schritte nach vorne zu bewegen und wieder zurück. *Variation:* Versuchen Sie die Übung im Schwebesitz. *Zeit:* 1 Minute

13. Übung: Knieliegestütz (Bank), das linke Bein ist waagerecht gestreckt. Sie federn dieses Bein möglichst schnell hoch und zurück, dann das rechte Bein. *Variation:* Gleiche Position. Das gestreckte linke Bein beschreibt kleine Kreise, dann mit rechts. *Zeit:* 1 Minute

Bein- und Gesäßmuskulatur

Entspannungsphase

Wie bei der allgemeinen Wirkungsgymnastik auf Seite 34 f. beschrieben.

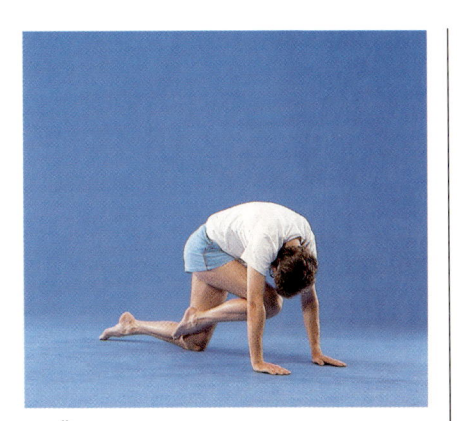

14. Übung

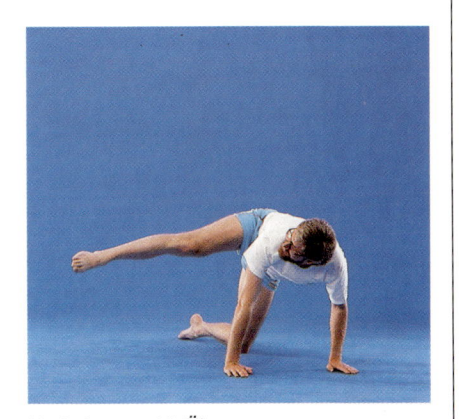

Variation zur 14. Übung

14. Übung: Im Knieliegestütz (Bank) wird das linke Knie an den Kopf geführt. Der Kopf kommt dem Knie entgegen, dann das Bein zurück in die Waagerechte. Beinwechsel. *Variation:* Gleiche Position, das linke Bein wird rechtwinklig zur Seite gestreckt. Nun schwingen Sie das Bein vor und zurück, dann das rechte Bein. *Zeit:* 1 Minute

Trainingsprogramm

Schulter- und Armmuskulatur

Eine Verbesserung der allgemeinen Leistungsfähigkeit erreichen wir nur, wenn es uns gelingt, neben der Muskelkräftigung auch ein Organtraining durchzuführen. Führen Sie deshalb alle angebotenen Übungen sehr schwungvoll und dynamisch aus; nur so kommen wir zu dieser angestrebten effektiven Kombination.
Zwischen allen Übungen und Variationen sollten Sie die Muskulatur lockern und bewußt intensiv ein- und ausatmen.

Erwärmungsphase

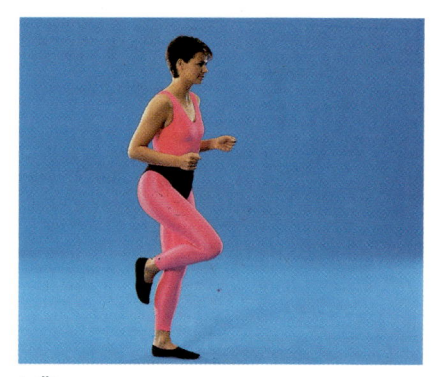

1. Übung

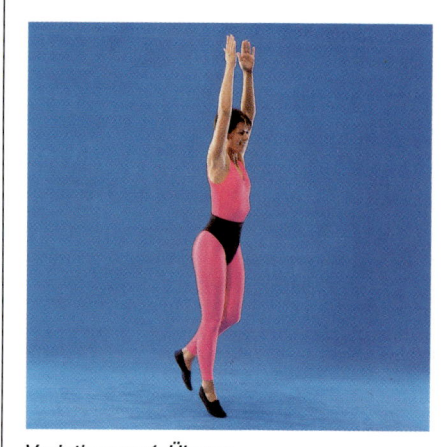

Variation zur 1. Übung

1. Übung: Beginnen Sie, auf der Stelle zu laufen. *Variationen:* Schlagen Sie beim Laufen die Handflächen über dem Kopf zusammen. Während des Laufens Arme in der Seithalte. Arme bewegen sich vorwärts in kleinen Kreisen. *Zeit:* 1 Minute

Schulter- und Armmuskulatur

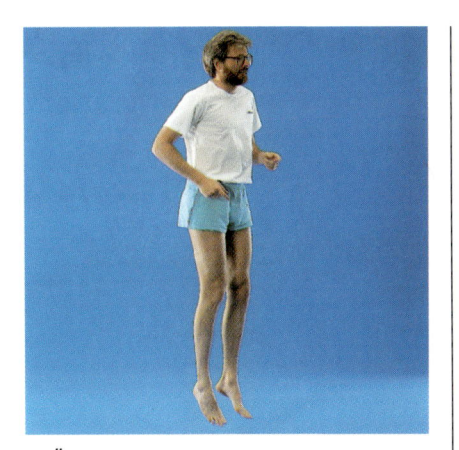

2. Übung

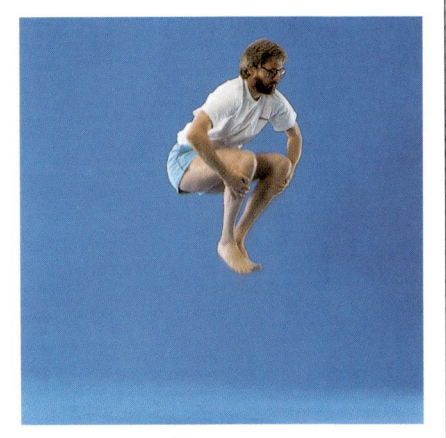

Variation zur 2. Übung

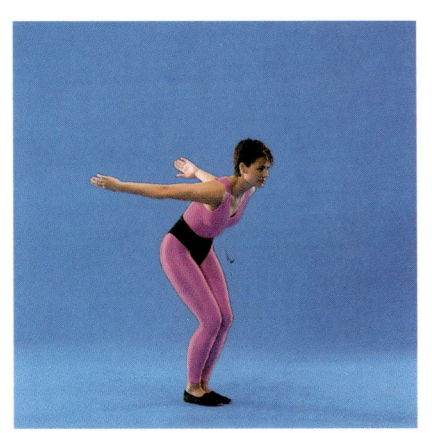

3. Übung

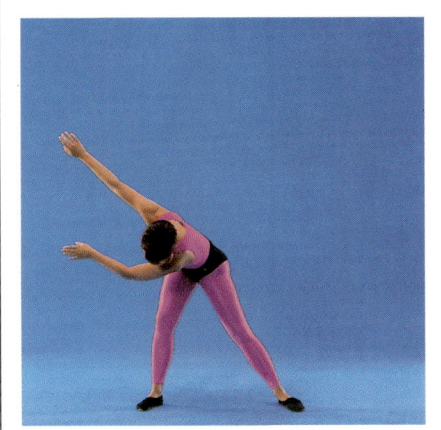

Variation zur 3. Übung

2. Übung: Hüpfen Sie auf der Stelle. Jeder, wie er kann und mag. *Variationen:* Bei jedem dritten Hüpfer ziehen Sie die Knie an den Oberkörper. *Zeit:* 1 Minute

3. Übung: Aus der Hochhalte schwingen die Arme durch die Tiefhalte und wieder in die Hochhalte zum Armkreis rückwärts. *Variationen:* Grätschstand, Arme schwingen vor dem Körper nach links und rechts, nach links und im Vollkreis über die Hochhalte. (Gegenbewegung). *Zeit:* 1 Minute

Trainingsprogramm

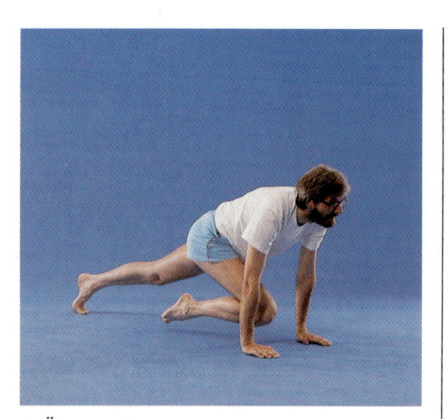

4. Übung, Abb. a

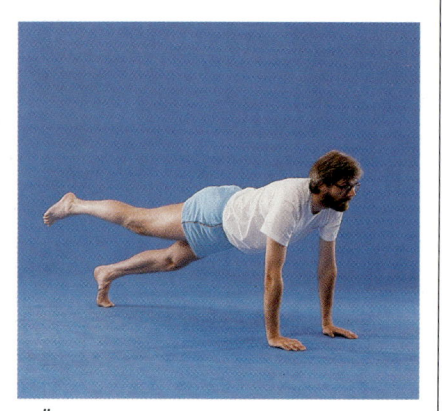

Belastungsphase

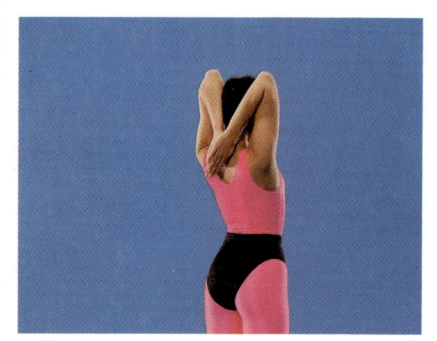

5. Übung

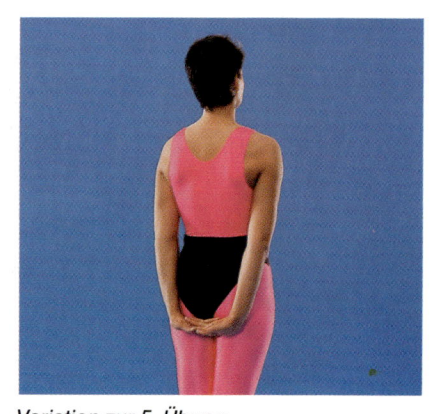

4. Übung, Abb. b

Variation zur 5. Übung

4. Übung: Im Liegestütz ziehen Sie rhythmisch wechselseitig ein Bein an und strecken es wieder. *Variationen:* Gleiche Position, anhocken, angrätschen. *Zeit:* 1 Minute

5. Übung: Legen Sie in der Hochhalte die Handflächen aneinander. Führen Sie die Hände hinter Kopf und Nacken an der Wirbelsäule abwärts; Fingerspitzen nach unten, Ellbogen nach oben. Dauer ca. 10 Sekunden. *Variation:* Falten Sie hinter ihrem Rücken die Hände, Handflächen zum Boden. Abwärts ziehen, nach 10 Sekunden die Spannung auflösen. *Zeit:* 2 Minuten

Schulter- und Armmuskulatur

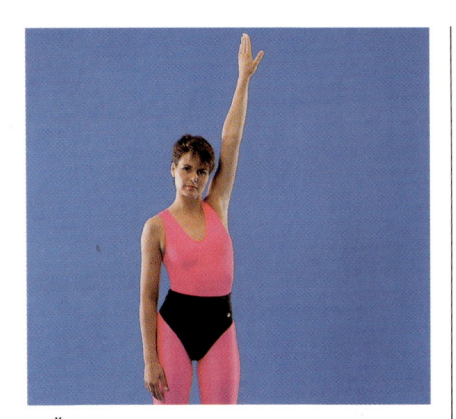

6. Übung, Abb. a

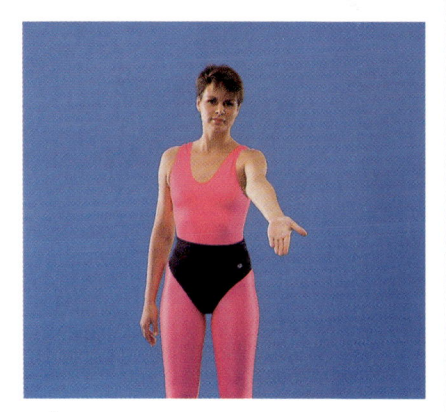

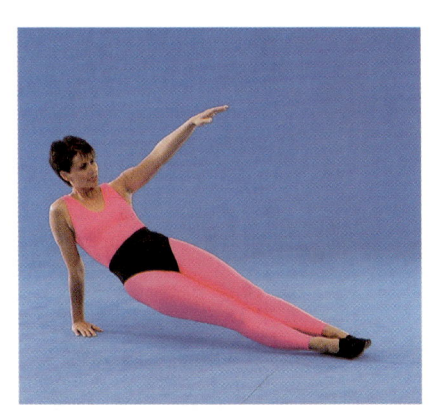

7. Übung

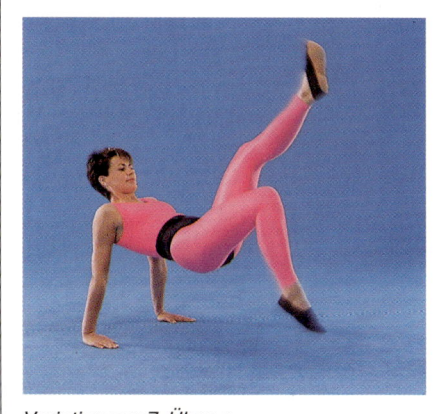

6. Übung, Abb. b

Variation zur 7. Übung

6. Übung: Beginnen Sie mit dem linken Arm einen langsamen Armkreis rückwärts. Der Daumen muß während des ganzen Kreises nach außen zeigen. Jeweils in der Hochhalte die Hand drehen. Gleiche Übung mit rechts. *Variation:* Arme in der Seithalte, Hände drehen, vorwärts und rückwärts. *Zeit:* 1 Minute

7. Übung: Strecksitz, Hände sind hinter dem Gesäß fußgerichtet aufgestützt. Heben Sie das Becken an, und kommen Sie in den Liegestütz rücklings. Verlagern Sie in dieser Stellung das Gewicht auf einen Arm, wechselseitige Belastung. *Variation:* Liegestütz rücklings; versuchen Sie, wechselseitig Ihre Füße hochzuwerfen. *Zeit:* 2 Minuten

Trainingsprogramm

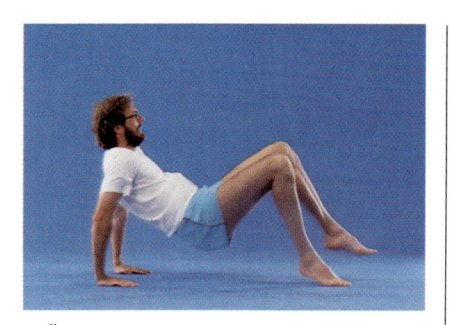

8. Übung

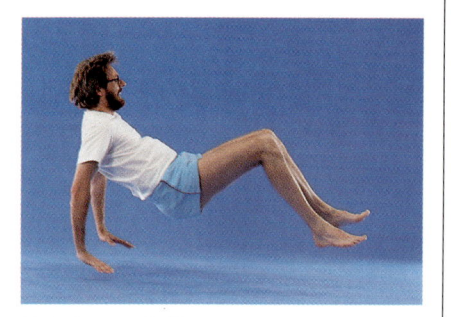

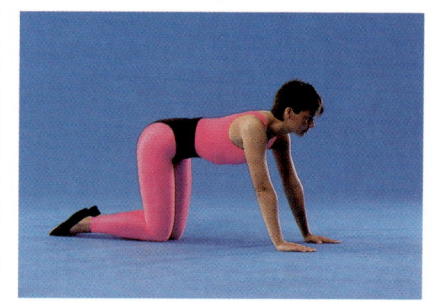

9. Übung

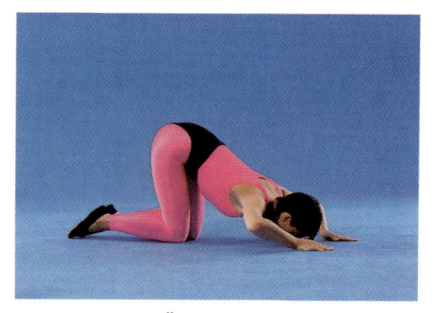

Variation zur 8. Übung

Variation zur 9. Übung

8. Übung: Im Liegestütz rücklings bewegen wir uns vorwärts im Kreis herum (Käfergang). *Variation:* Liegestütz rücklings. Hüpfen Sie auf allen vieren zwei Hüpfer vor und zwei wieder zurück. *Zeit:* 1 Minute

9. Übung: Im Knieliegestütz vorlings (Bank) versuchen Sie, die Arme zu beugen und wieder zu strecken. *Variation:* Beugen Sie die Arme so stark, daß Ihre Nasenspitze den Boden berührt, und strecken Sie die Arme wieder durch. Oftmalige Wiederholung. *Zeit:* 1 Minute

Schulter- und Armmuskulatur

10. Übung

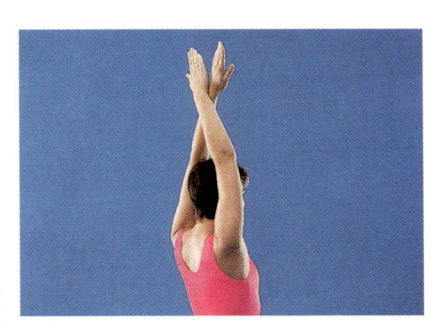

11. Übung

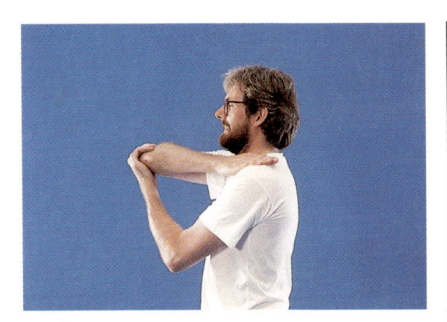

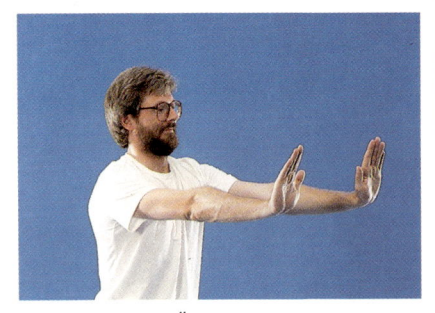

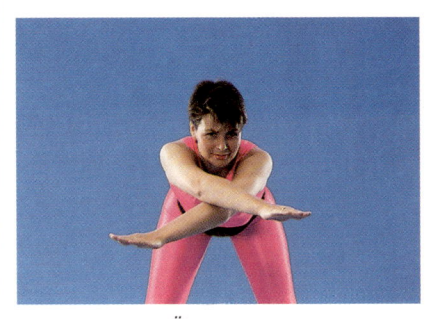

Variation zur 10. Übung

Variation zur 11. Übung

10. Übung: In der Grundstellung legen Sie die rechte gestreckte Hand auf die linke Schulter, mit der linken Hand ziehen Sie nun den Ellbogen zur linken Schulter. Nach 10 Sekunden die Spannung lösen, Gegenbewegung. *Variation:* Im Stand werden die Arme in die Vorhalte genommen, die Handflächen in Blickrichtung. Drücken Sie die Hände gegen einen imaginären Widerstand nach vorne. *Zeit:* 2 Minuten

11. Übung: In der Grundstellung schwingen die gestreckten Arme in die Hochhalte und scheren übereinander. Danach schwingen sie in die Tiefhalte und scheren hinter dem Gesäß übereinander. Oftmalige Wiederholung. *Variation:* Grätschstand, die Arme sind in der Seithalte. Beugen Sie Ihren Oberkörper nach vorne. Scheren Sie Ihre gestreckten Arme vor dem Körper und über dem Rücken. *Zeit:* 1 Minute

Entspannungsphase

Wie bei der allgemeinen Wirkungsgymnastik auf Seite 34 f. beschrieben.

Trainingsprogramm

Beweglichkeit der Wirbelsäule

Viele Bewegungen und Belastungen aus dem Alltag nimmt uns unsere Wirbelsäule im wahrsten Sinne des Wortes krumm. Dieses Programm soll helfen, die Funktionsfähigkeit der Wirbelsäule zu erhalten und die unterstützende Muskulatur zu kräftigen.
Zwischen allen Übungen und Variationen sollten Sie die Muskulatur lockern und bewußt intensiv ein- und ausatmen.

Erwärmungsphase

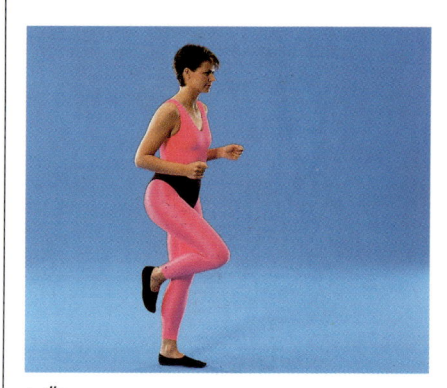

1. Übung

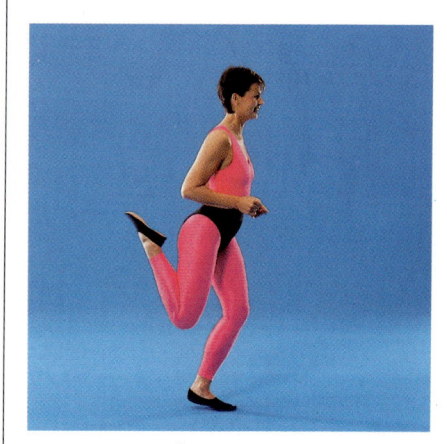

Variation zur 1. Übung

1. Übung: Beginnen Sie, auf der Stelle zu laufen. *Variationen:* Schlagen Sie die Fersen an das Gesäß, heben Sie beim Laufen die Knie möglichst hoch. *Zeit:* 1 Minute

Beweglichkeit der Wirbelsäule

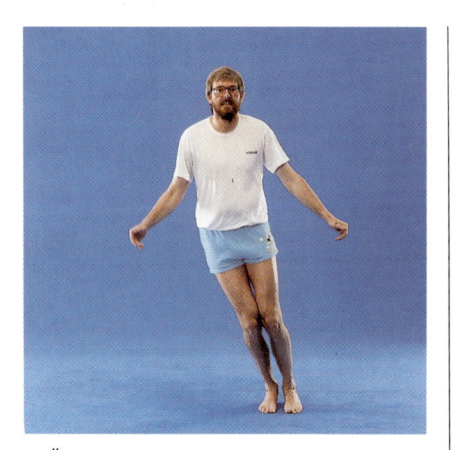

2. Übung

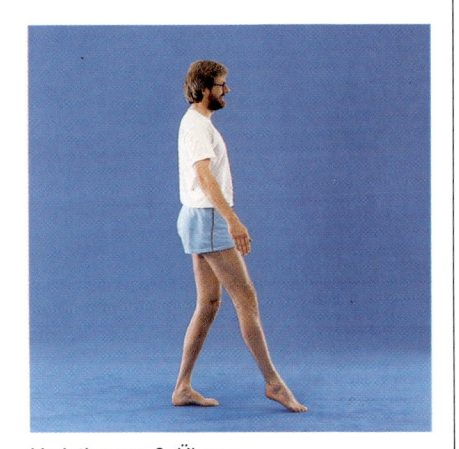

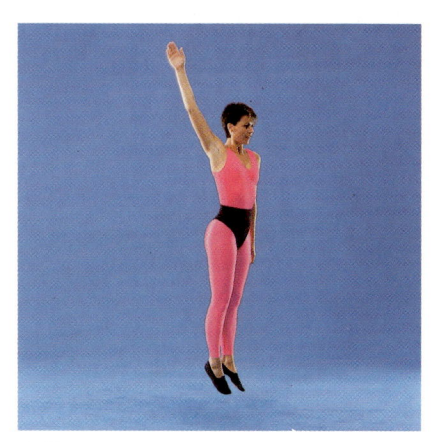

3. Übung

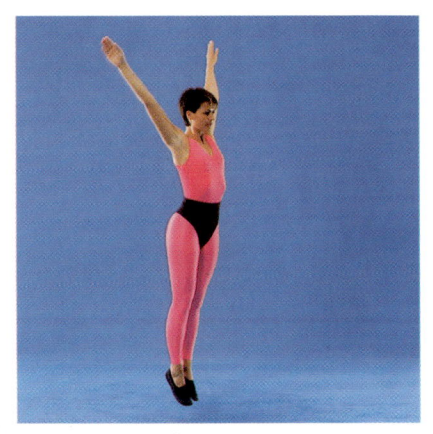

Variation zur 2. Übung

Variation zur 3. Übung

2. Übung: Hüpfen Sie beidfüßig nach links und nach rechts. *Variationen:* Hüpfen Sie vor und zurück, tippen Sie einen Fuß vor dem Körper auf, dann hinter dem Körper. Wechsel des Fußes. *Zeit:* 1 Minute

3. Übung: Hüpfen Sie, und kreisen Sie vorwärts rhythmisch den linken Arm dazu, danach den rechten Arm. *Variation:* Beidfüßiges Hüpfen, beide Arme kreisen nun rhythmisch vorwärts. *Zeit:* 1 Minute

Trainingsprogramm

Belastungsphase

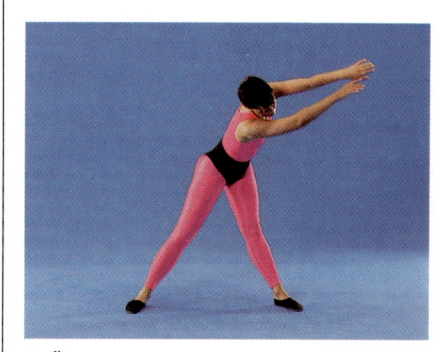

5. Übung

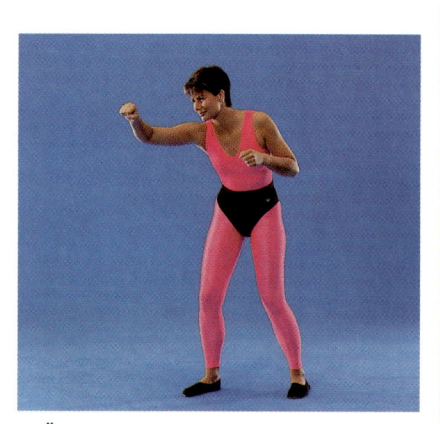

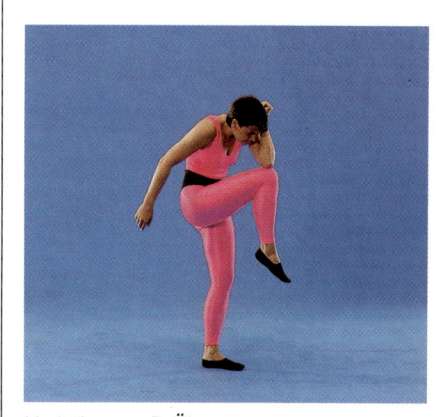

4. Übung

Variation zur 5. Übung

4. Übung: Hüpfen Sie wie ein Boxer hin und her, und boxen Sie einen imaginären Gegner. *Variationen:* Versuchen Sie, andere Schrittkombinationen und auch andere Schlagkombinationen zu finden. *Zeit:* 1 Minute

5. Übung: Beginnen Sie im leichten Grätschstand mit Achterschwüngen vor dem Körper. *Variation:* Heben Sie Ihr linkes Knie an, und beugen Sie den Oberkörper zum angehobenen Knie, so daß der rechte Ellbogen das linke Knie berührt. Wechsel zur Gegenseite. *Zeit:* 1 Minute

Beweglichkeit der Wirbelsäule

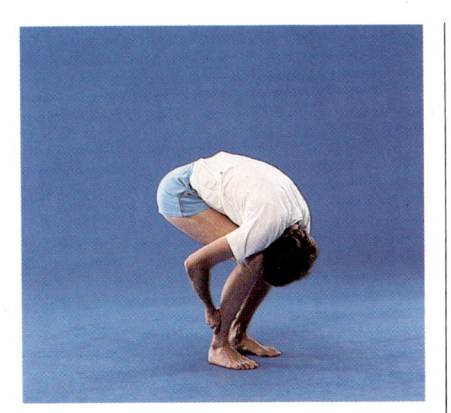

6. Übung

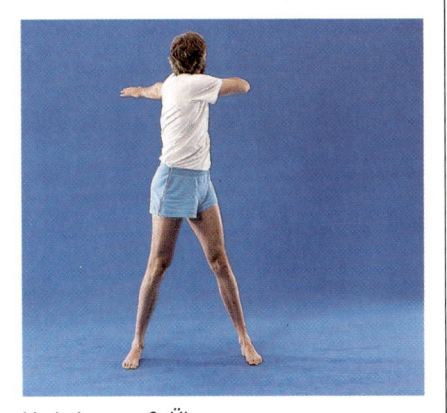

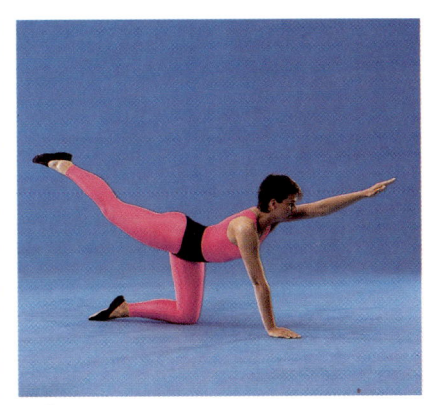

7. Übung

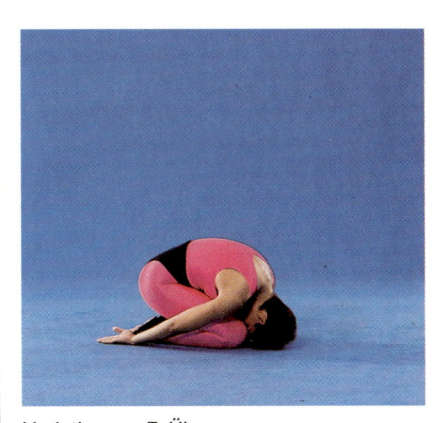

Variation zur 6. Übung

Variation zur 7. Übung

6. Übung: Aus der Hochhalte werden die Arme durch die Tiefhalte hinten um die gebeugten Beine geführt. Ziehen Sie nun den Oberkörper dicht an die Knie heran; Kopf auf die Brust nehmen. Spannung ca. 10 Sekunden halten; wiederholen. *Variation:* Leichter Grätschstand, Arme in der Seithalte. Nun schwingen die Arme weit nach links und weit nach rechts hinten. *Zeit:* 1 Minute

7. Übung: Im Knieliegestütz (Bank) heben Sie den gestreckten linken Arm gleichzeitig mit dem gestreckten rechten Bein. Wechsel zur Gegenseite. *Variation:* Im Kniestand werden die Arme aus der Hochhalte neben die Unterschenkel auf den Boden geführt. Handrücken zeigen zum Boden (Kauerstellung). *Zeit:* 1 Minute

Trainingsprogramm

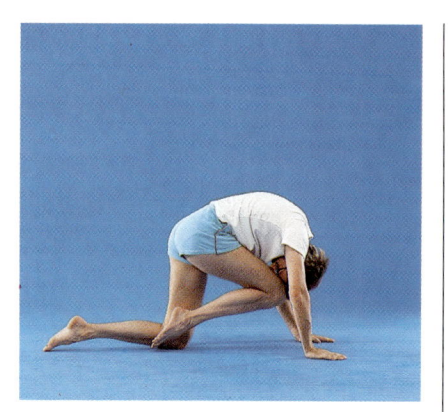

8. Übung

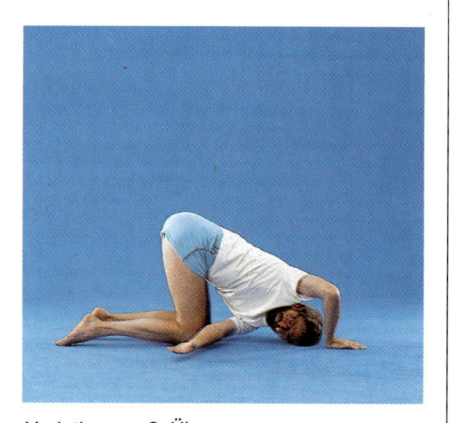

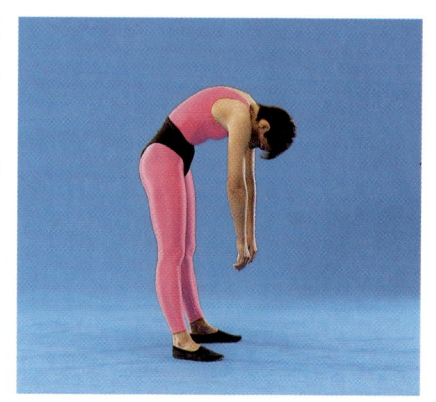

9. Übung

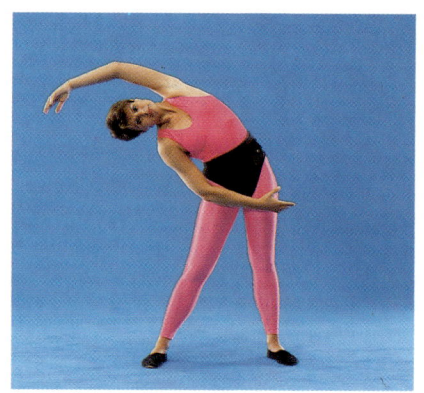

Variation zur 8. Übung

Variation zur 9. Übung

8. Übung: Im Knieliegestütz (Bank) führen Sie das linke Knie zur Stirn. Kopf und Knie kommen einander entgegen. Danach das rechte. *Variation:* Führen Sie den linken Arm zwischen Ihrem rechten Arm und Oberschenkel hindurch (Handrücken zum Boden), bis Ihre linke Schulter den Boden berührt. Verharren Sie ca. 10 Sekunden, dann wechseln. *Zeit:* 1 Minute

9. Übung: Aus der Grundstellung rollen Sie Wirbel für Wirbel Ihren Oberkörper ab. Die Beine sind im Kniegelenk leicht gebeugt. Aus der Lendenwirbelsäule heraus heben Sie nun Ihren Oberkörper Wirbel für Wirbel wieder auf. *Variation:* Im leichten Grätschstand beugen Sie Ihren Oberkörper langsam über die Hüfte nach links, richten sich auf, dann nach rechts. *Zeit:* 2 Minuten

Beweglichkeit der Wirbelsäule

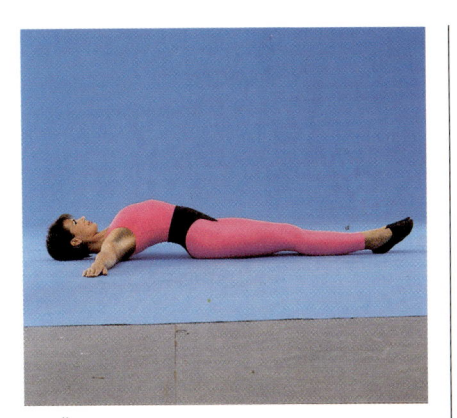

10. Übung

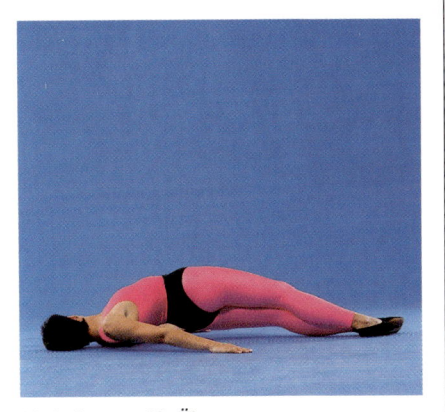

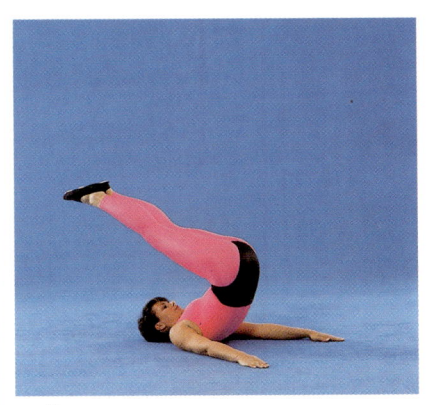

11. Übung

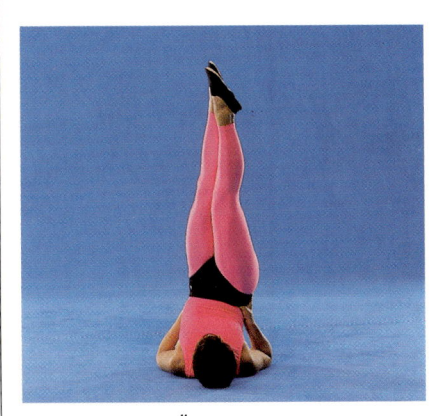

Variation zur 10. Übung

Variation zur 11. Übung

10. Übung: In der Rückenlage heben Sie den Körper ins Hohlkreuz (Becken und Schultergürtel liegen auf dem Boden), dann pressen Sie die Wirbelsäule fest auf den Boden. *Variation:* Aus der Rückenlage heben Sie den Körper in eine Bogenspannung (Fersen und Schultergürtel stützen auf dem Boden), nun drehen Sie Ihre Hüfte nach links und nach rechts. *Zeit:* 2 Minuten

11. Übung: Aus der Rückenlage (Handflächen liegen auf dem Boden) heben Sie Ihren Körper in die Kerze. Dann rollen Sie Wirbel für Wirbel wieder ab in die Rückenlage. *Variation:* In der Kerze verdrehen Sie Ihre Hüfte nach links und nach rechts. *Zeit:* 1 Minute

Trainingsprogramm

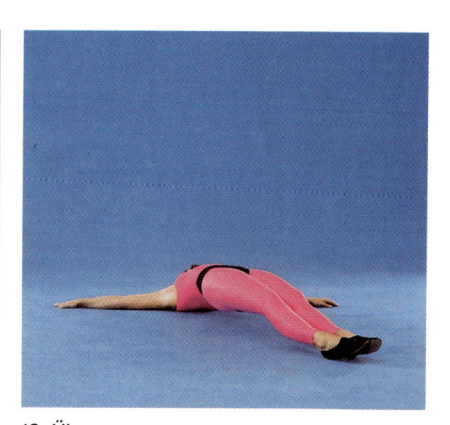

13. Übung

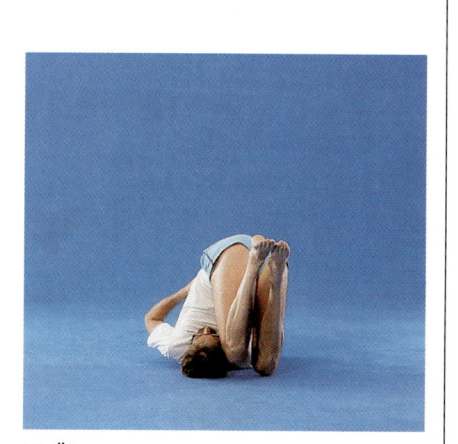

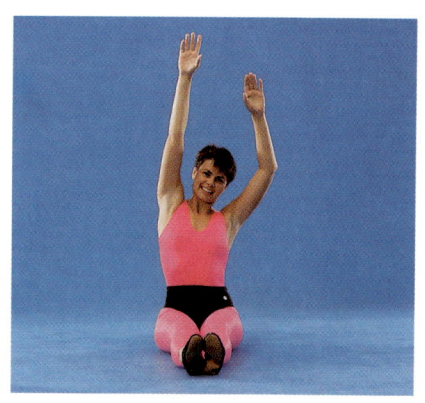

12. Übung

Variation zur 13. Übung

12. Übung: Gehen Sie in die Kerze. Legen Sie Ihre Knie links neben den Kopf. Gehen Sie zurück in die Kerzenhaltung, und legen Sie Ihre Knie rechts neben den Kopf. *Variation:* Aus der Kerze beugen Sie in der Hüfte, so daß Ihre Füße hinter Ihrem Kopf den Boden berühren. Nun lassen Sie Ihre Füße möglichst weit nach links wandern, dann nach rechts. *Zeit:* 1 Minute

13. Übung: In der Rückenlage liegen die Arme in der Seithalte. Heben Sie das Becken an, Ihre Füße wandern nach links und rechts. Schultergürtel und Arme bleiben fest auf dem Boden. *Variation:* Strecksitz, Arme sind in der Hochhalte. Strecken Sie wechselseitig Ihre Arme noch höher hinaus, dann lassen Sie Ihren Körper ganz entspannt nach vorne fallen. *Zeit:* 1 Minute

Beweglichkeit der Wirbelsäule

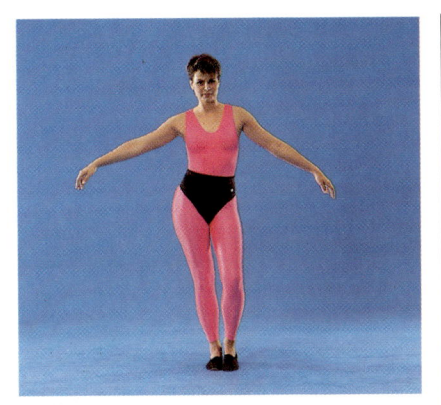

14. Übung

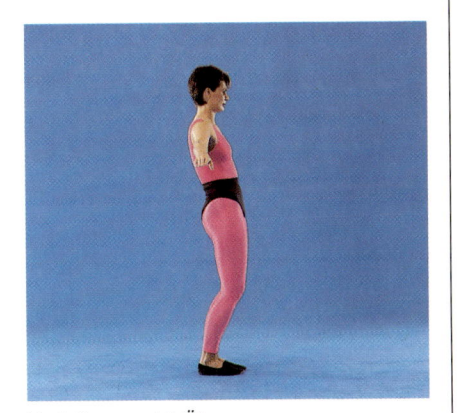

Variation zur 14. Übung

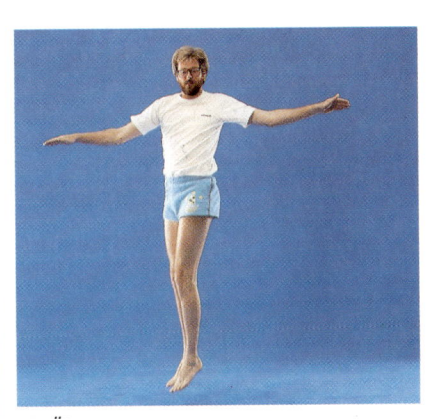

15. Übung

14. Übung: In der Grundstellung beugen Sie das rechte Bein und lassen Ihr Becken seitwärts nach links abkippen, dann zur rechten Seite. *Variation:* Becken kippt nach vorne und nach hinten. *Zeit:* 1 Minute

15. Übung: Hüpfen Sie auf der Stelle. Bei jedem 3. Sprung drehen Sie die Hüfte nach links, dann nach rechts. *Variation:* Bei jedem 3. Sprung schieben Sie während des Sprunges die Hüfte nach links und rechts. *Zeit:* 1 Minute

Entspannungsphase

Wie auf Seite 34 f. beschrieben.

Trainingsprogramm

Circuit-Training

Das Circuit-Training ist erst 1952 von den Engländern Morgan und Adamson als Konditionstraining entwickelt worden. Sie verfolgten die Absicht, das aus den USA übernommene Bodybuilding so umzugestalten, daß neben Muskelkraft auch andere motorische Grundeigenschaften trainiert werden konnten. So entstand das Circuit-Training (engl.: Umlauf, Kreislauf).

Ein Hauptmerkmal dieser organisationsmethodischen Form ist die nacheinander erfolgende Belastung der Arm-, Schulter-, Bein-, Bauch- und Rückenmuskulatur mit dem Hauptziel, die allgemeine Kondition zu verbessern.

Wir haben einen kleinen Zirkel von 6 Stationen aufgebaut, doch zwischen allen Übungen und Variationen sollten Sie die Muskulatur lockern und bewußt intensiv ein- und ausatmen.

Erwärmungsphase

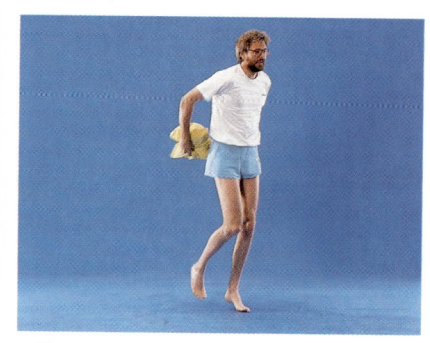

1. Übung

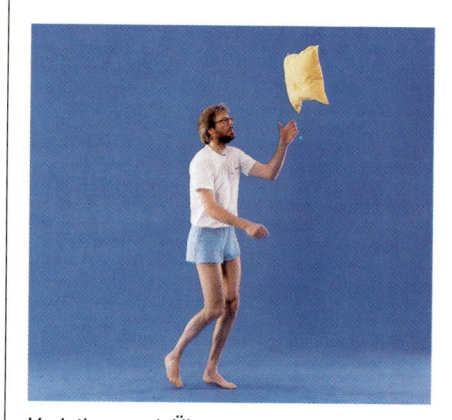

Variation zur 1. Übung

1. Übung: Beginnen Sie, auf der Stelle zu laufen, und führen Sie dabei ein kleines Kissen um Ihre Hüfte herum. *Variation:* Werfen Sie während des Laufens das Kissen hoch, und fangen sie es wieder auf. *Zeit:* 1 Minute

Circuit-Training

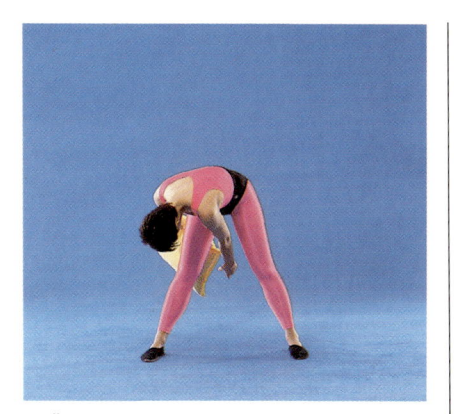

2. Übung

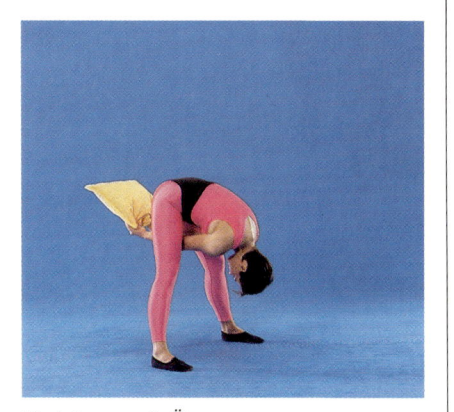

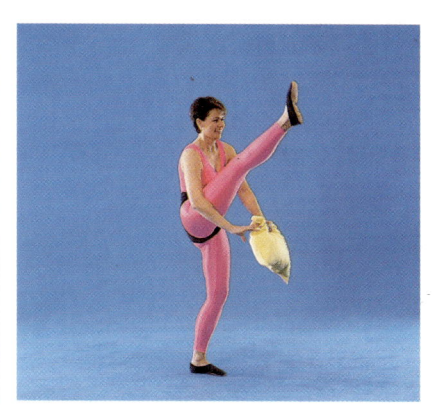

3. Übung

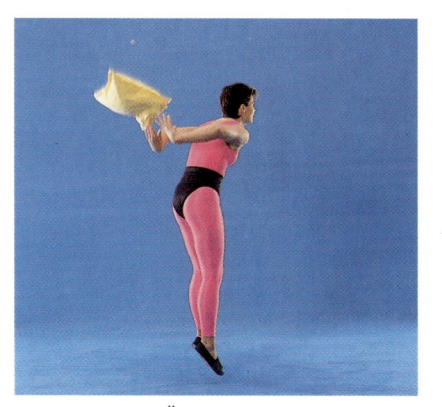

Variation zur 2. Übung

Variation zur 3. Übung

2. Übung: Im leichten Grätschstand führen Sie das Kissen nach hinten um das linke Bein und wieder zur Hochhalte, dann das rechte Bein. *Variationen:* Nehmen Sie das Kissen in beide Hände, und führen Sie es tief durch die gegrätschten Beine und wieder zurück, schwingen Sie in die Hochhalte (Holzhackerübung). *Zeit:* 1 Minute

3. Übung: Stellen Sie sich auf das linke Bein, Arme in der Seithalte. Schwingen Sie das rechte gestreckte Bein vor und zurück. Bei jedem Vorschwung geben Sie das Kissen unter dem Bein durch. Beinwechsel. *Variation:* Nehmen Sie das Kissen hinter dem Rücken in beide Hände und werfen Sie es in die Höhe. Fangen Sie das Kissen wieder auf, von vorne beginnen. *Zeit:* 1 Minute

Trainingsprogramm

Belastungsphase

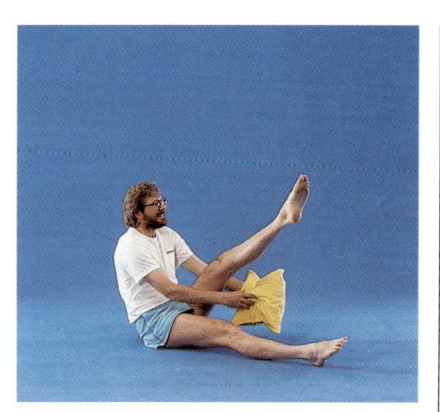

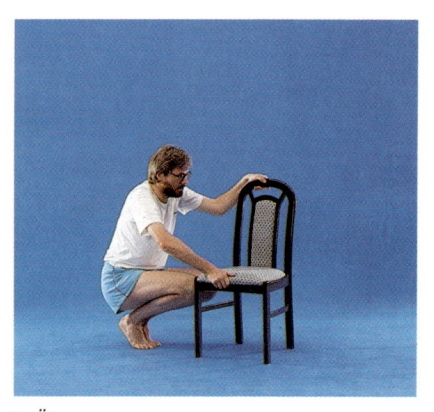

4. Übung

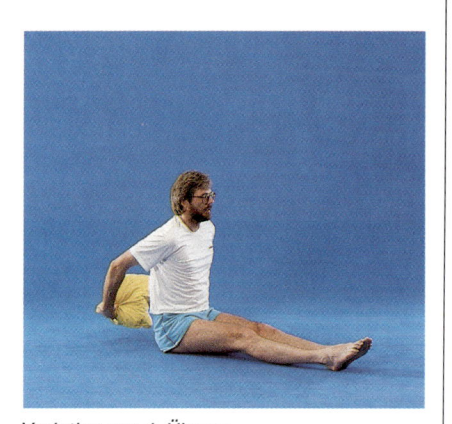

Variation zur 4. Übung

5. Übung

4. Übung: Im Strecksitz heben Sie wechselseitig ein Bein und führen das Kissen darunter hindurch. *Variation:* Führen Sie im großen Kreis ein Kissen um Ihren Körper herum. *Zeit:* 1 Minute

5. Übung: Station 1 unseres Zirkels ist ein einfacher Stuhl. Stellen Sie sich neben den Stuhl, fassen Sie mit der linken Hand an die Lehne, mit der rechten Hand an den vorderen Rand der Sitzfläche. Machen Sie tiefe Kniebeugen.
Training: Beinmuskulatur
Zeit: 30 Sekunden belasten, 30 Sekunden entspannen

Circuit-Training

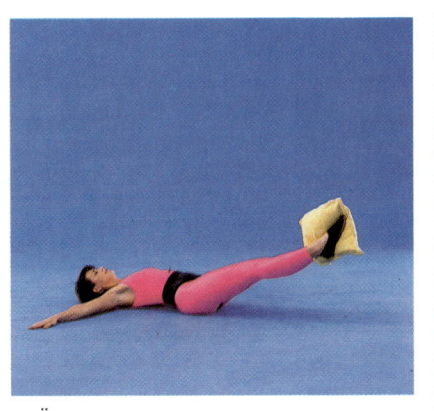

6. Übung

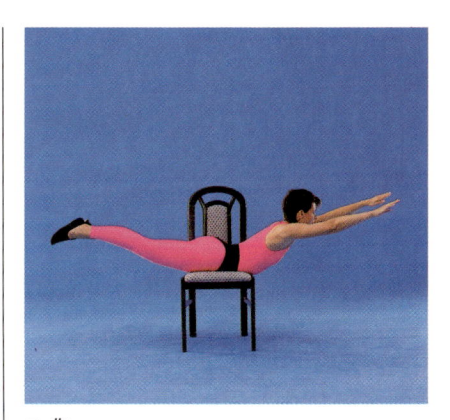

7. Übung

6. Übung: Station 2 ist unser Teppichboden. Rückenlage, die Arme liegen in der Seithalte. Handflächen zeigen zum Boden. Nun klemmen Sie ein Kissen zwischen die Füße, heben die gestreckten Beine an und senken sie wieder ab.
Training: Bauchmuskulatur
Zeit: 30 Sekunden belasten, 30 Sekunden entspannen

7. Übung: Station 3: Legen Sie sich mit Becken und Bauch auf die Sitzfläche eines Stuhles; Arme und Beine gestreckt. Nun heben Sie diese und bringen den Körper in eine Bogenspannung. 10 Sekunden halten. Dann absenken; wiederholen.
Training: Rückenmuskulatur
Zeit: 30 Sekunden belasten, 30 Sekunden entspannen

Trainingsprogramm

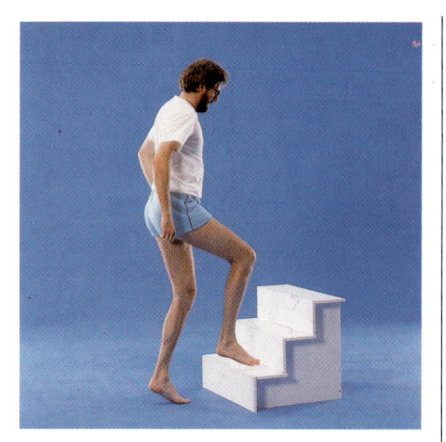

8. Übung

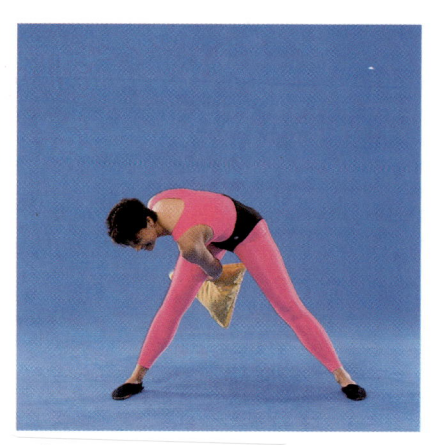

9. Übung

8. Übung: Station 4 ist eine Treppenstufe oder ein kleines Podest. Springen Sie wechselseitig erst mit dem linken, dann mit dem rechten Fuß auf die Treppenstufe.
Training: Ausdauer
Zeit: 30 Sekunden belasten, 30 Sekunden entspannen

9. Übung: Station 5: Im leichten Grätschstand führen Sie das Kissen mit einer großen Acht um die gegrätschten Beine.
Training: Beweglichkeit
Zeit: 30 Sekunden belasten, 30 Sekunden entspannen

Circuit-Training

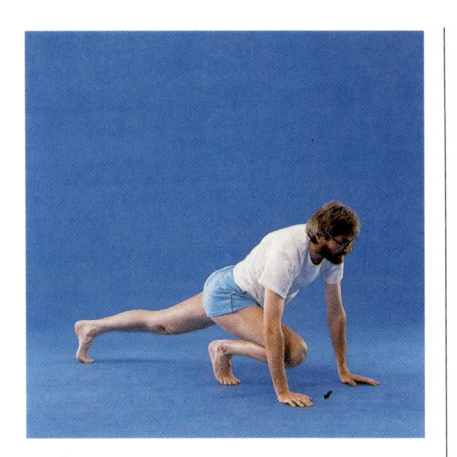

10. Übung

Entspannungsphase

Wie bei der allgemeinen Wirkungsgymnastik auf Seite 34 f. beschrieben.

10. Übung: Station 6 ist wieder unser Teppichboden. Gehen Sie in den Liegestütz, ziehen Sie wechselseitig die Knie an, und strecken Sie das Bein wieder.
Training: Arm- und Stützmuskulatur, Kreislauf
Zeit: 30 Sekunden belasten, 30 Sekunden entspannen

Sollten Sie noch Lust und Zeit haben, können Sie diesen Zirkel noch einmal wiederholen. Doch für den Anfang reicht 1 Durchgang. Nach längerer Trainingszeit dürfen Sie die Belastungszeit auf maximal 1 Minute steigern und werden dann hoffentlich von Woche zu Woche die Verbesserung der allgemeinen Leistungsfähigkeit bei unserem Fitnessprogramm spüren.

Trainingsprogramm

Stretching

Stretching darf man bei uns als das jüngste Kind der Gymnastik bezeichnen, obwohl sich bereits in den fünfziger Jahren Hochleistungssportler der USA der Stretching-Methode bedienten.
Heute hat das Stretching bereits seinen Einzug in den Breitensport gehalten, weil Sportmediziner und Sportpädagogen erkannt haben, daß die Stretching-Methode die Beweglichkeit eines Menschen hervorragend beeinflussen kann. Die Beweglichkeit wiederum, ist eine wichtige Grundvoraussetzung für die allgemeine körperliche Leistungsfähigkeit.
Das Stretching kann deshalb auch als eine Form der Wirkungsgymnastik bezeichnet werden. Dennoch sollte das Stretching mehr als vorbereitende Dehnungsgymnastik gewertet werden. Wir möchten Ihnen daher diese neue Form der Gymnastik nicht vorenthalten und haben sie deshalb in unser Programm aufgenommen. Selbstverständlich steht auch vor einem Dehnungstraining eine allgemeine Erwärmung.
Zwischen allen Übungen und Variationen sollten Sie die Muskulatur lockern und bewußt intensiv ein- und ausatmen.
Bevor wir mit dem Stretching (Belastungsphase) beginnen, einige grundsätzliche Bemerkungen dazu. Während des Stretching ist eine ruhige und tiefe Atmung wichtig. Federn Sie beim Stretching nie nach. Halten Sie die Dehnung etwa 15–20 Sekunden. Beginnen Sie Ihr Stretching-Programm im oberen Körperbereich.

Erwärmungsphase

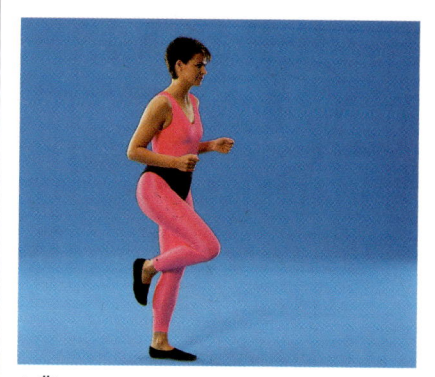

1. Übung

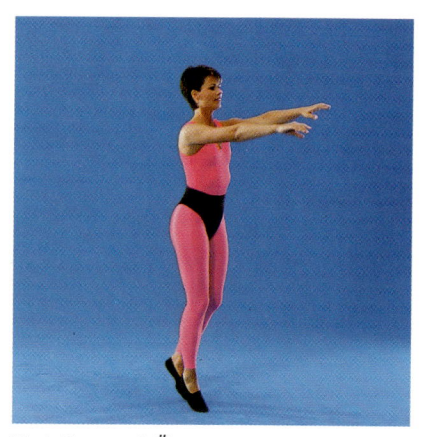

Variation zur 1. Übung

1. Übung: Beginnen Sie, auf der Stelle zu laufen. *Variationen:* Kreisen Sie zum Laufen erst den linken Arm, dann den rechten Arm, dann beidarmig. *Zeit:* 1 Minute

Stretching

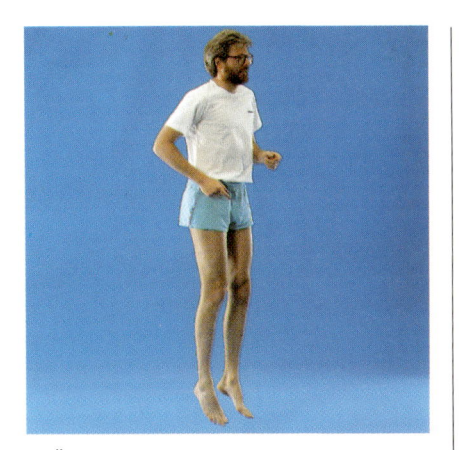

2. Übung

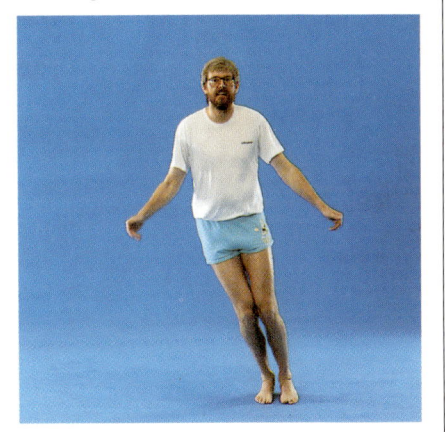

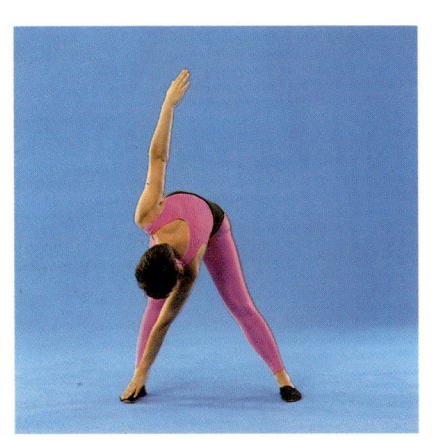

3. Übung

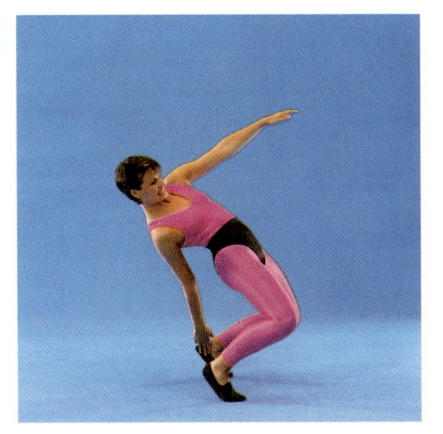

Variation zur 2. Übung

Variation zur 3. Übung

2. Übung: Hüpfen Sie auf der Stelle. Jeder, wie er kann und mag. *Variationen:* Hüpfen Sie nach links, nach rechts, vor und zurück. *Zeit:* 1 Minute

3. Übung: Leichter Grätschstand, Arme in der Seithalte. Beugen Sie den Oberkörper vor, und schwingen Sie die rechte Hand zum linken Fuß; dann umgekehrt. *Variation:* Aus der gleichen Stellung versuchen Sie, rücklings mit der rechten Hand die linke Ferse zu berühren, dann umgekehrt. *Zeit:* 1 Minute

Trainingsprogramm

Belastungsphase

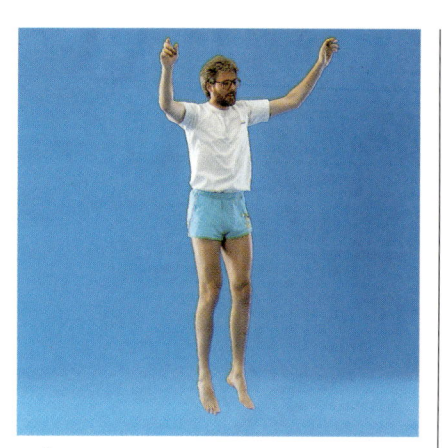

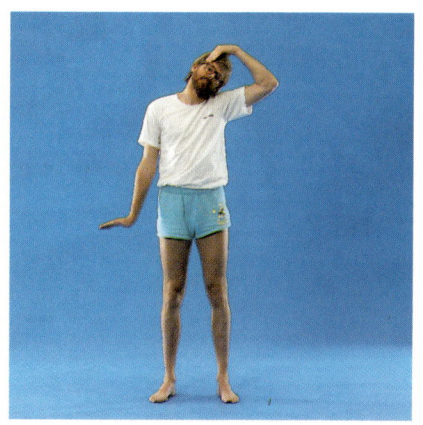

4. Übung

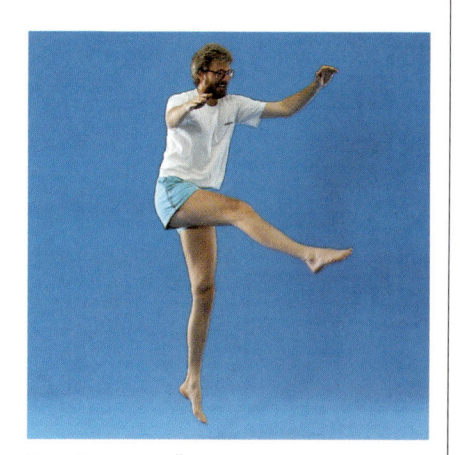

Variation zur 4. Übung

5. Übung

4. Übung: Hüpfen Sie auf der Stelle mit Armkreisen vorwärts. *Variation:* Hüpfen Sie auf der Stelle. Bei jedem 3. Sprung scheren Sie die Beine. *Zeit:* 1 Minute

5. Übung: Legen Sie die linke Hand über den Kopf an die rechte Schläfe. Ziehen Sie den Kopf langsam zur linken Schulter, die rechte Hand ist abgewinkelt, der Arm stemmt sich nach unten. Halten Sie die Dehnung 15–20 Sekunden. Gegenseite dehnen. 5 Wiederholungen.

Stretching

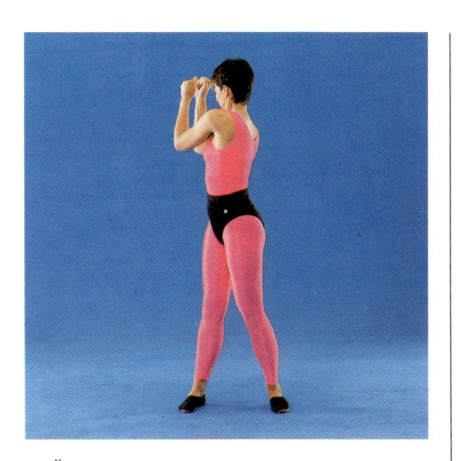

6. Übung

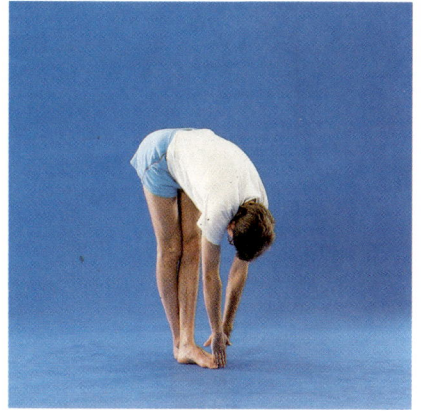

7. Übung

6. Übung: Im leichten Grätschstand winkeln Sie die Arme rechtwinklig vor dem Körper an, die Hände bilden eine Faust. Nun drehen Sie die Arme und den Oberkörper weit nach links, bis die Ellbogen über den Fersen stehen. 15–20 Sekunden halten, dann nach rechts dehnen. 5 Wiederholungen.

7. Übung: Stellen Sie den linken Fuß neben den rechten. Beugen Sie sich mit gekreuzten Händen zu den Fußspitzen, und halten Sie in dieser Dehnphase 15–20 Sekunden aus. Dann stellen Sie den rechten Fuß neben den linken und beginnen von vorne. 5 Wiederholungen.

Trainingsprogramm

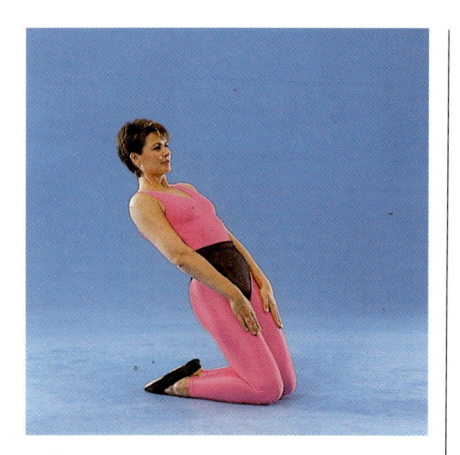

8. Übung

8. Übung: Gehen Sie in den Kniestand. Lassen Sie den Oberkörper nach hinten absinken, halten Sie – bevor Sie einen Schmerz spüren – 15–20 Sekunden lang an. Dann gehen Sie mit dem Oberkörper wieder nach vorne. 5 Wiederholungen.

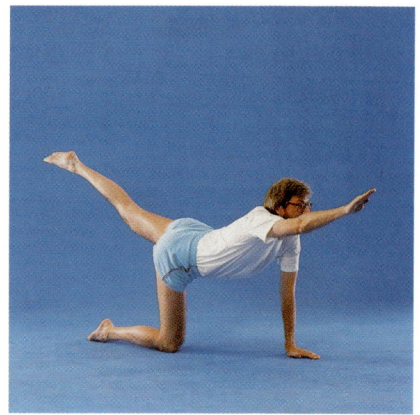

9. Übung

9. Übung: Im Knieliegestütz (Bank) strecken Sie das linke Bein mit gestreckten Fußspitzen weit nach hinten oben und heben den rechten Arm möglichst hoch. Nach 15–20 Sekunden absenken, Seitenwechsel. 5 Wiederholungen.

Stretching

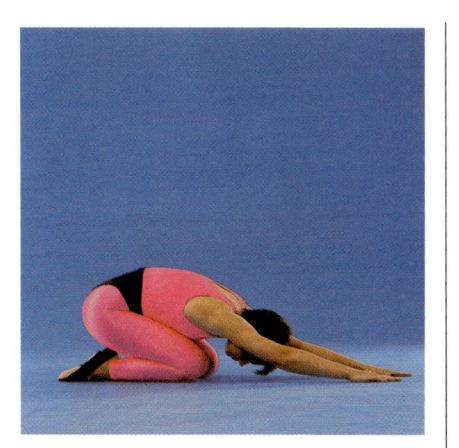

10. Übung

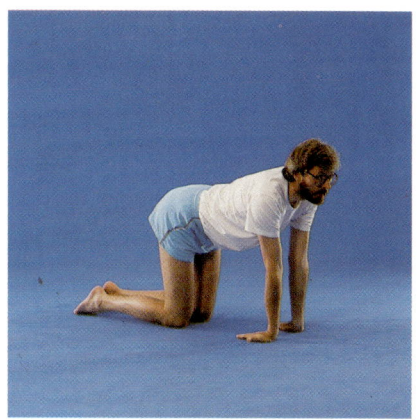

11. Übung

10. Übung: Im Fersensitz legen Sie die gestreckten Arme auf den Boden und drücken Kopf und Oberkörper zum Boden, so daß eine starke Dehnung im Oberarmbereich auftritt. Halten Sie diese Spannung 15–20 Sekunden. 5 Wiederholungen.

11. Übung: Im Knieliegestütz werden die Hände auswärts zu den Knien gedreht. Nun verlagern Sie das Körpergewicht nach hinten, halten 15–20 Sekunden und gehen wieder entspannt und langsam nach vorne. 5 Wiederholungen.

Trainingsprogramm

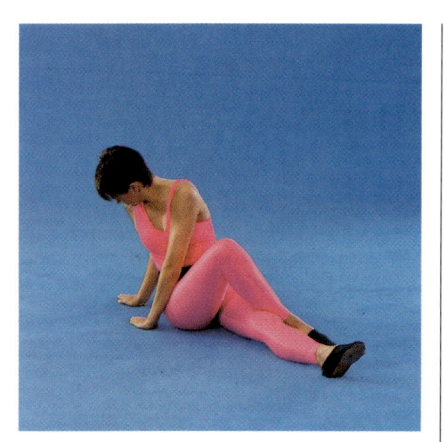

12. Übung

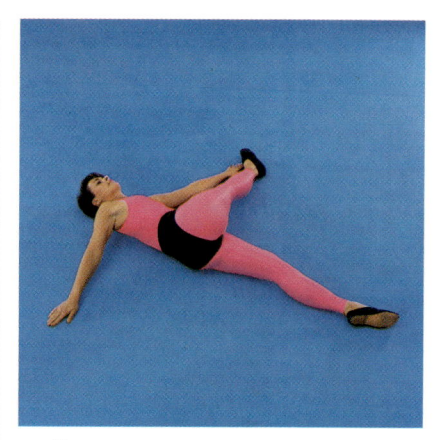

13. Übung

12. Übung: Im Strecksitz setzen Sie den rechten Fuß neben das linke Knie. Drehen Sie den Oberkörper weit nach rechts, setzen die Hände auf den Boden und schauen auf die rechte Hand. Halten Sie 15–20 Sekunden, dann nach links dehnen. 5 Wiederholungen.

13. Übung: Legen Sie sich in die Rückenlage, die Arme in der Seithalte, Handflächen zeigen zum Boden. Heben Sie das gestreckte rechte Bein, und legen Sie die rechte Fußspitze neben die linke Hand. 15 Sekunden halten, dann die Dehnung zur linken Seite. 5 Wiederholungen.

Stretching

Entspannungsphase

Wie bei der allgemeinen Wirkungsgymnastik auf Seite 34 f. beschrieben.

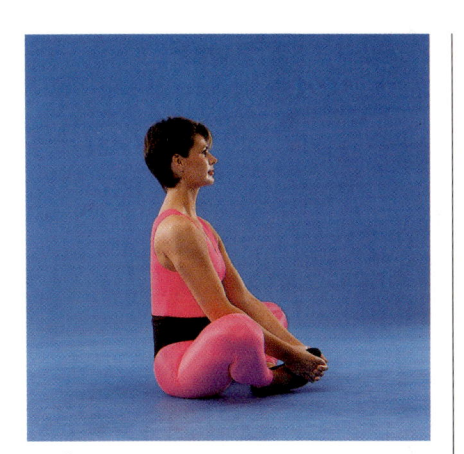

14. Übung

14. Übung: Im Strecksitz beugen Sie die Beine an und legen die Fußsohlen aneinander. Umfassen Sie die Füße, ziehen Sie sie dicht ans Becken heran. Nun ziehen Sie den Oberkörper weit nach vorne, der Rücken ist gerade, der Blick nach vorne gerichtet. 15–20 Sekunden halten. 5 Wiederholungen.

Trainingsprogramm

Gymnastik mit dem Ball

Der Ball gilt seit langer Zeit als eines der besten Spielzeuge der Welt. Unzählige Erwachsene, die sich in Parks, am Strand und auf Freizeitplätzen mit dem Ball vergnügen, beweisen, daß nicht nur Kinder dieser Meinung sind. Auch wir haben deshalb den Ball in unser Gymnastikprogramm mit aufgenommen und würden uns freuen, wenn diese Gymnastik auch Ihnen ein bißchen Freude bereiten würde. Nehmen Sie also einen Ball, und beginnen Sie mit dem Aufwärmen.

Zwischen allen Übungen und Variationen sollten Sie die Muskulatur lockern und bewußt intensiv ein- und ausatmen.

Erwärmungsphase

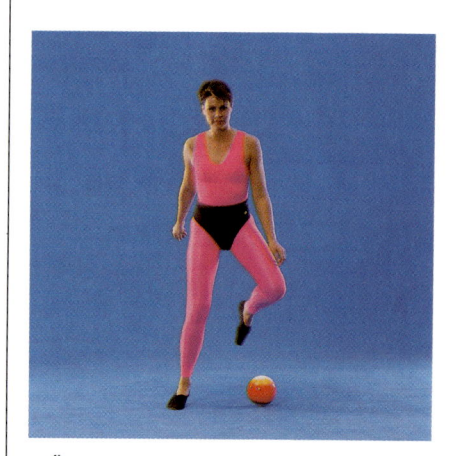

1. Übung

1. Übung: Legen Sie den Ball auf den Boden. Springen Sie vom linken Fuß über den Ball auf den rechten Fuß und wieder zurück. *Variation:* Gehen Sie links um den Ball herum, nach einigen Runden rechtsherum. *Zeit:* 1 Minute

Gymnastik mit dem Ball

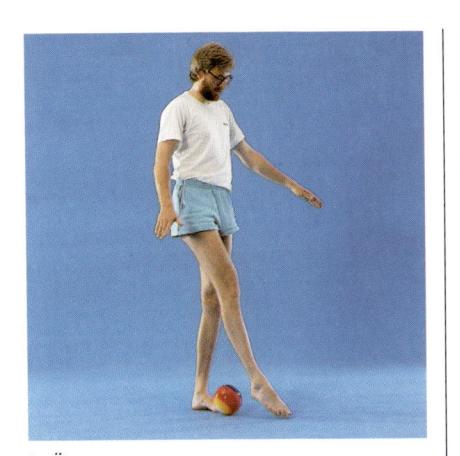

2. Übung

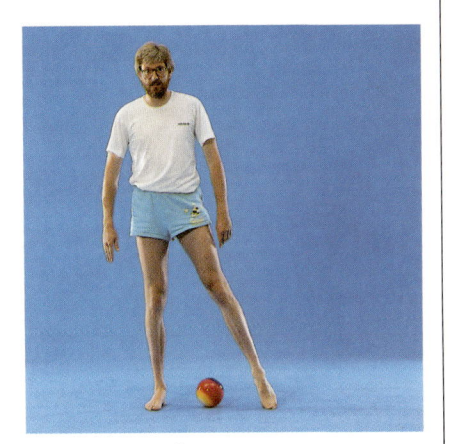

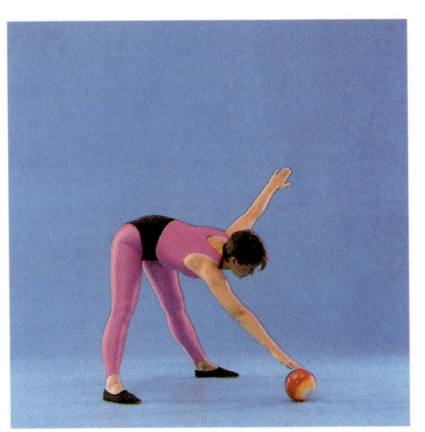

3. Übung

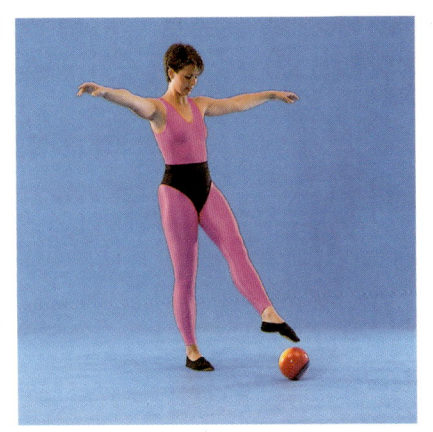

Variation zur 2. Übung

Variation zur 3. Übung

2. Übung: Stellen Sie sich hinter den Ball. Tippen Sie den rechten Fuß über den Ball auf den Boden und wieder zurück, danach den linken Fuß. *Variation:* Stellen Sie sich rechts neben den Ball. Tippen Sie den Fuß seitlich über den Ball, dann Beinwechsel. *Zeit:* 1 Minute

3. Übung: Stellen Sie sich hinter dem Ball im leichten Grätschstand auf. Beugen Sie den Oberkörper nach vorne, und tippen Sie wechselseitig mit den Händen auf den Ball. *Variation:* Tippen Sie wechselseitig mit der gestreckten Fußspitze auf den Ball. *Zeit:* 1 Minute

Trainingsprogramm

Belastungsphase

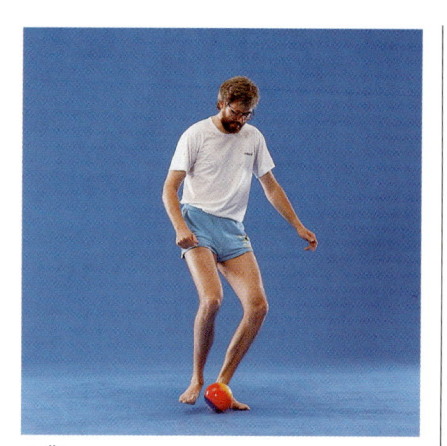

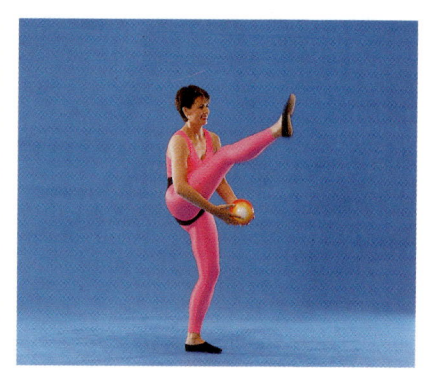

4. Übung

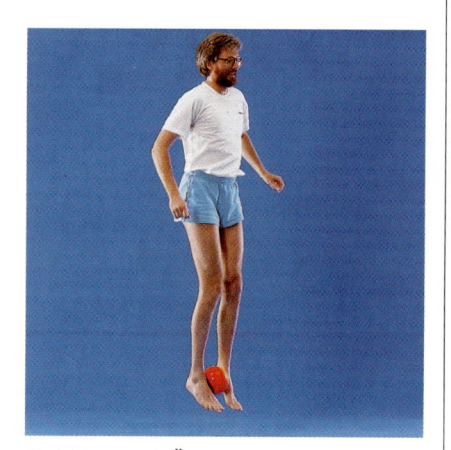

5. Übung

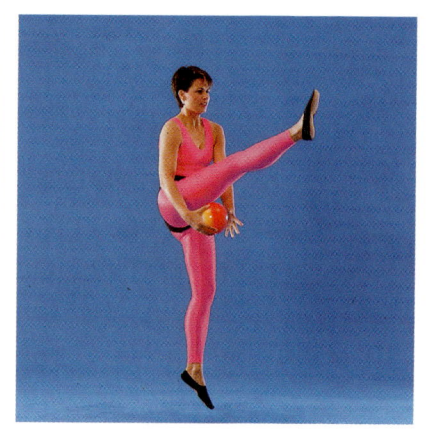

Variation zur 4. Übung

Variation zur 5. Übung

4. Übung: Führen Sie den Ball wie ein Fußballspieler herum, eventuell um einen Stuhl oder einen Sessel. *Variation:* Pressen Sie den Ball zwischen beide Füße, und hüpfen Sie damit herum. *Zeit:* 1 Minute

5. Übung: Geben Sie den Ball jeweils unter Ihrem vorschwingenden Bein hindurch. *Variation:* Die gleiche Übung hüpfend, die Beine schwingen nun völlig gestreckt vorhoch. *Zeit:* 1 Minute

Gymnastik mit dem Ball

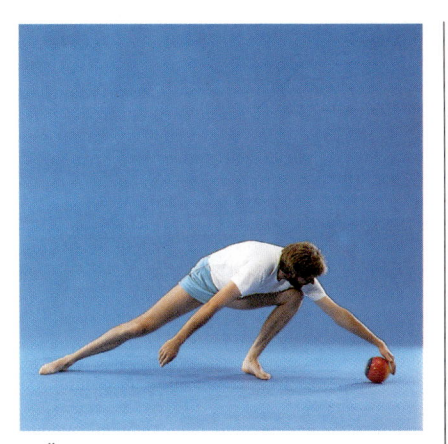

6. Übung

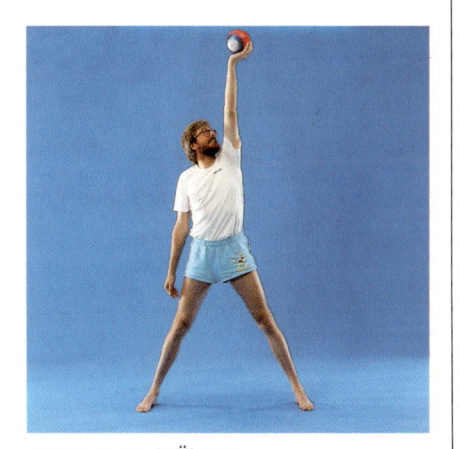

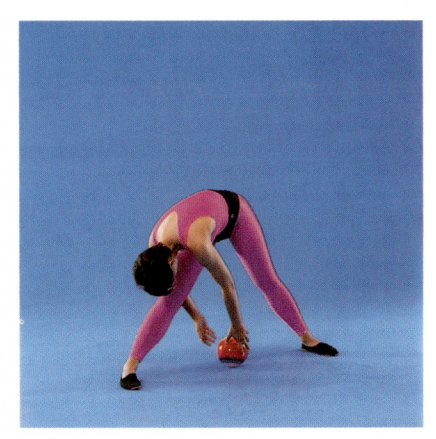

7. Übung

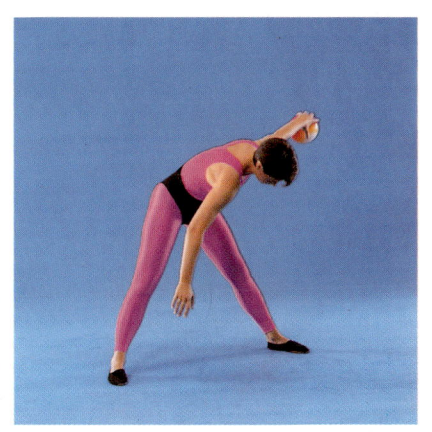

Variation zur 6. Übung

Variation zur 7. Übung

6. Übung: Leichter Grätschstand, die Beine sind leicht gebeugt. Rollen Sie den Ball vor Ihrem Körper nach links und rechts. *Variation:* Legen Sie den Ball auf Ihre linke Hand, und stemmen Sie ihn in die Höhe, als ob es ein ganz großes Gewicht wäre, dann rechts. *Zeit:* 1 Minute

7. Übung: Im Grätschstand rollen Sie den Ball in einer großen Acht um die Beine. *Variation:* Geben Sie den Ball mit einer großen Acht um die gegrätschten Beine herum. *Zeit:* 1 Minute

Trainingsprogramm

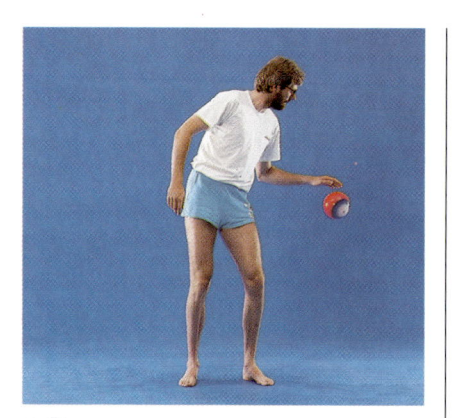

8. Übung

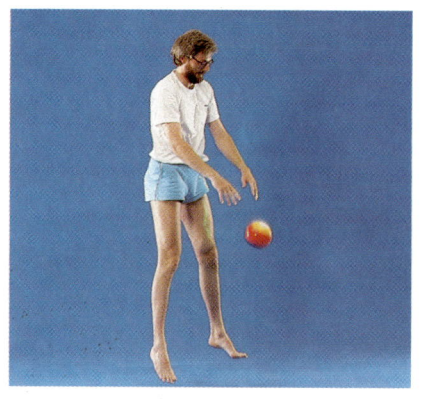

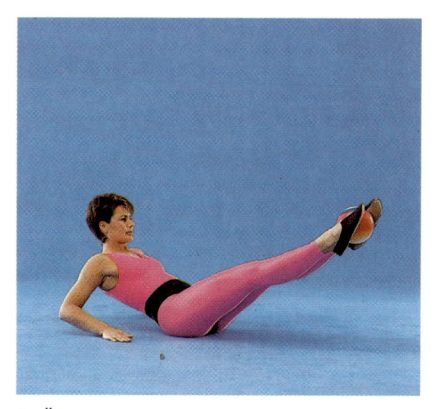

9. Übung

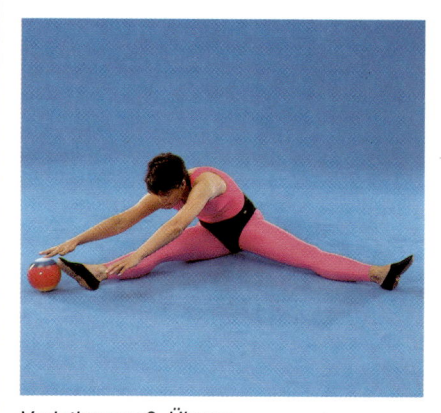

Variation zur 8. Übung

Variation zur 9. Übung

8. Übung: Prellen Sie den Ball um Ihren Körper herum. *Variation:* Hüpfen Sie synchron zum geprellten Ball in die Höhe. *Zeit:* 1 Minute

9. Übung: Im Strecksitz pressen Sie den Ball zwischen die Füße und heben die Beine in die Vorhalte. Federn Sie dreimal nach, und werfen Sie mit den Füßen den Ball in die Hände. *Variationen:* Im Grätschsitz rollen Sie den Ball an Ihren Beinen entlang um Ihren Körper. Gleiche Übung mit geschlossenen Beinen. *Zeit:* 1 Minute

Gymnastik mit dem Ball

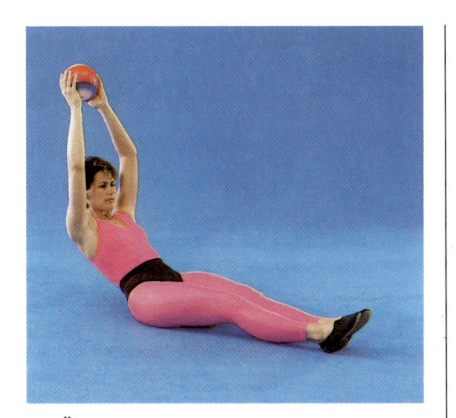

10. Übung

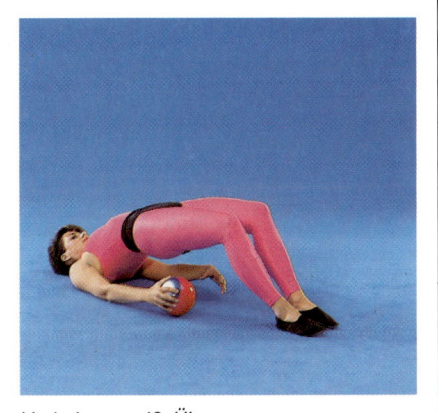

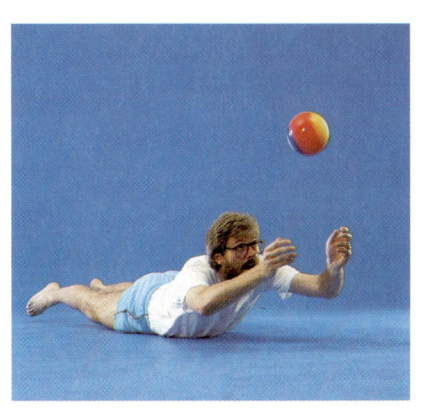

11. Übung

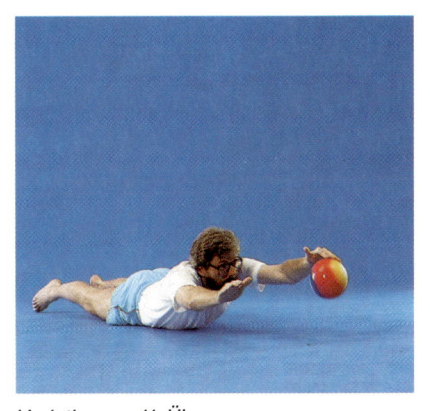

Variation zur 10. Übung

Variation zur 11. Übung

10. Übung: Im Strecksitz heben Sie den Ball in die Hochhalte, Oberkörper sinkt nach hinten. Heben Sie mit dem Ball in der Vorhalte den Oberkörper wieder auf. *Variation:* In der Rückenlage führen Sie den Ball unter Ihrem angehobenen Becken hindurch. *Zeit:* 1 Minute

11. Übung: Bauchlage, die Arme sind gestreckt. Heben Sie Ihren Oberkörper etwas an. Werfen und fangen Sie den Ball. *Variation:* Prellen Sie den Ball wechselseitig mit der gestreckten linken Hand, dann rechts. *Zeit:* 1 Minute

Entspannungsphase

Wie auf Seite 34 f. beschrieben.

Trainingsprogramm

Gymnastik mit dem Handtuch

Erwärmungsphase

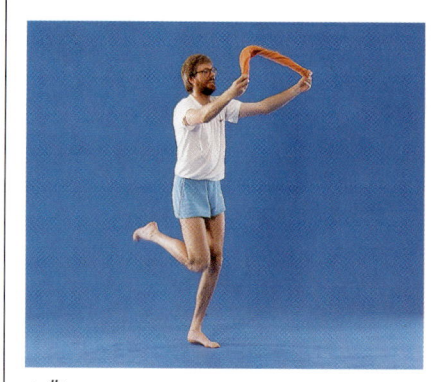

In unserem letzten Programm möchten wir Ihnen zeigen, wie vielfältig verwendbar Haushaltsgegenstände für eine Gymnastik sind. Ein einfaches Handtuch beispielsweise vermag bei richtiger Anwendung viel zur Verbesserung der allgemeinen Leistungsfähigkeit beitragen.
Wenn Sie diese zehn Programme hinter sich gebracht haben, sollten Sie mit einigen Variationen oder mit einer größeren Zeitspanne das Gesamtprogramm von vorne beginnen.
Zwischen allen Übungen und Variationen bei unserer Gymnastik mit dem Handtuch sollten Sie die Muskulatur lockern und bewußt intensiv ein- und ausatmen.

1. Übung

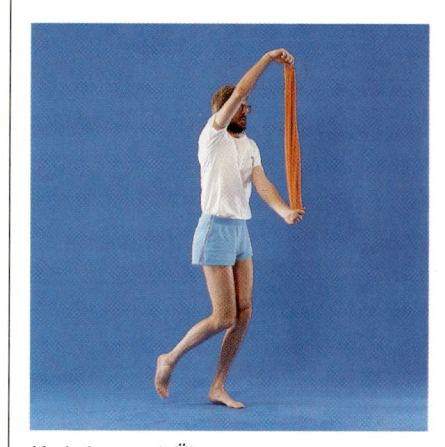

Variation zur 1. Übung

1. Übung: Laufen Sie auf der Stelle. Halten Sie das Handtuch an beiden Enden waagerecht in den Händen, nicht spannen. Schlagen Sie es vorwärts und rückwärts herum. *Variation:* Halten Sie es senkrecht in beiden Händen, drehen Sie das Handtuch und die Arme nach links und rechts. *Zeit:* 1 Minute

Gymnastik mit dem Handtuch

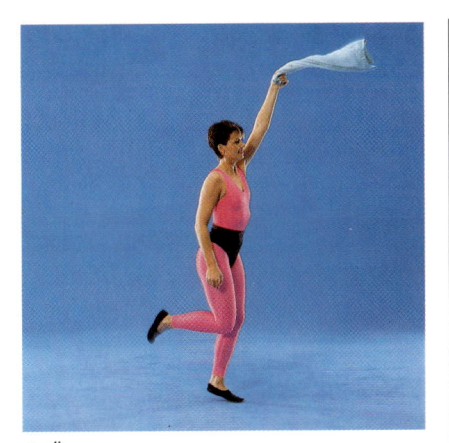

2. Übung

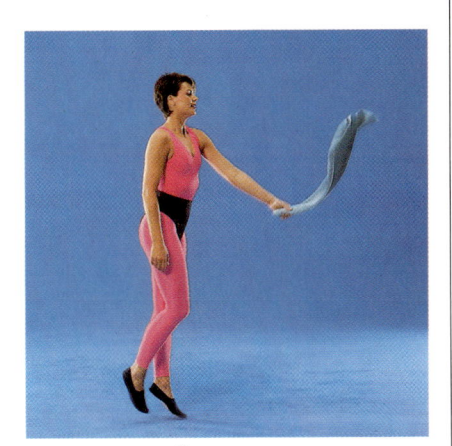

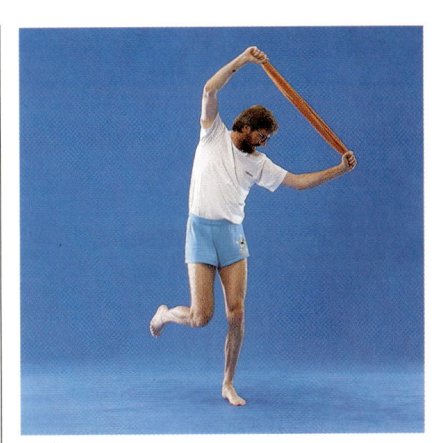

3. Übung

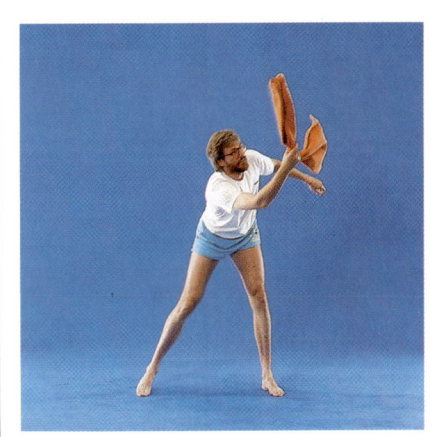

Variation zur 2. Übung

Variation zur 3. Übung

2. Übung: Laufen Sie auf der Stelle, und schwingen Sie mit der linken Hand das Handtuch wie ein Lasso über den Kopf, dann rechts. *Variation:* Während des Laufens schwingen Sie das Handtuch armkreisend mit links, dann mit rechts. *Zeit:* 1 Minute

3. Übung: Laufen Sie auf der Stelle, die Arme halten gestreckt das Handtuch in der Hochhalte. Federn Sie nun nach rechts und links. *Variation:* Fassen Sie das Handtuch in der Mitte, und schwingen Sie mit der linken Hand eine große Acht vor dem Körper, dann rechts. *Zeit:* 1 Minute

Trainingsprogramm

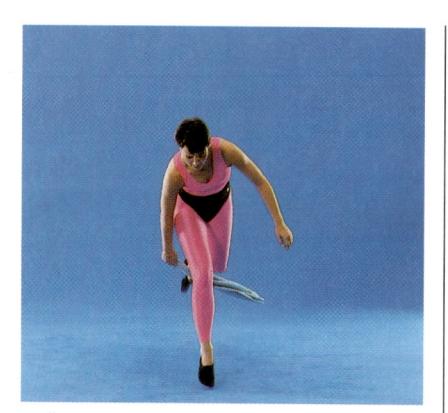

4. Übung

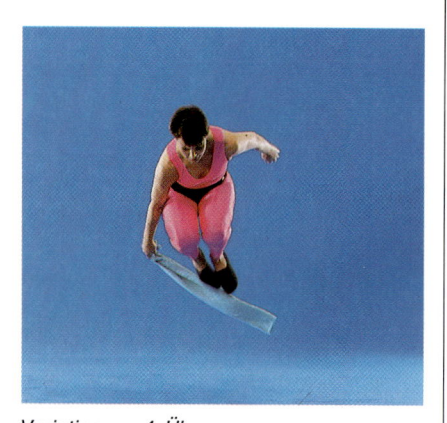

Belastungsphase

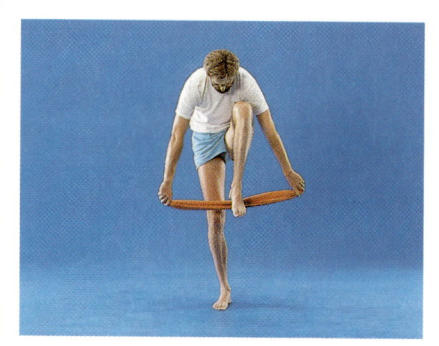

5. Übung

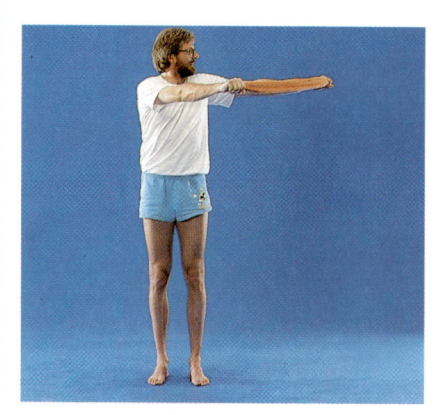

Variation zur 4. Übung

Variation zur 5. Übung

4. Übung: Schwingen Sie das Handtuch in Kreisen über den Boden, und springen Sie wechselseitig darüber. *Variation:* Hüpfen Sie beidfüßig über das kreisende Handtuch. *Zeit:* 1 Minute

5. Übung: Führen Sie die Arme aus der Hochhalte nach hinten. Knicken Sie im linken Ellbogengelenk etwas ein, führen Sie sie weiter abwärts, und steigen Sie rückwärts über das Handtuch. Dann rechts einknicken. *Variation:* Fassen Sie das Handtuch in der Vorhalte an den Enden. Nun drehen Sie, indem Sie nach außen ziehen, die Arme nach links und rechts. *Zeit:* 1 Minute

Gymnastik mit dem Handtuch

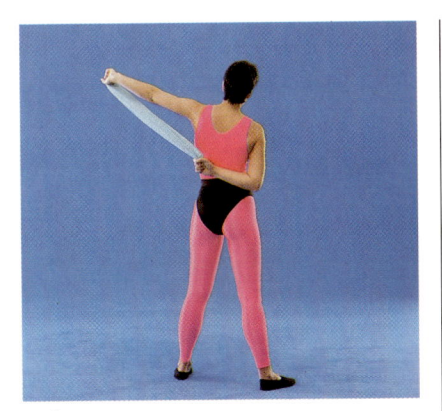

6. Übung

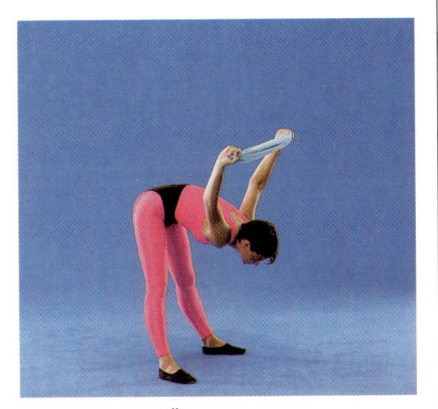

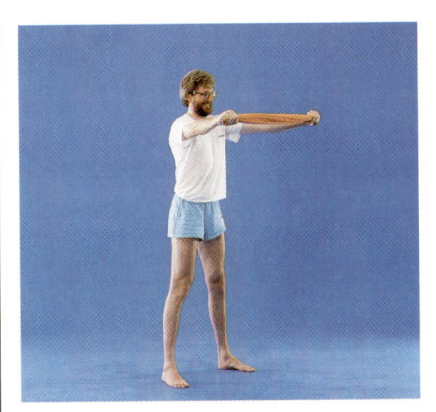

7. Übung

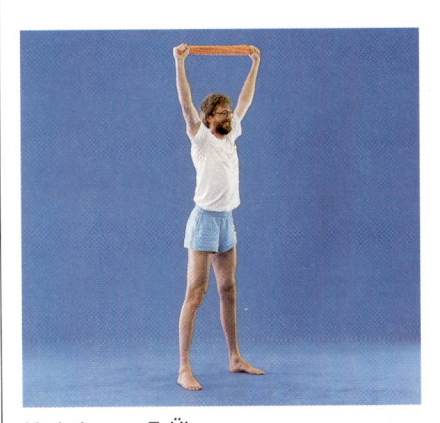

Variation zur 6. Übung

Variation zur 7. Übung

6. Übung: Im leichten Grätschstand halten Sie das Handtuch gespannt in der Rückhalte. Schwingen Sie nach rechts und links. *Variation:* Versuchen Sie, das Handtuch aus der Rückhalte, unter Vorbeugen des Oberkörpers und die Arme möglichst hoch, nach oben schwingen zu lassen. *Zeit:* 1 Minute

7. Übung: Im leichten Grätschstand ziehen Sie in der Vorhalte das Handtuch kräftig auseinander. 10 Sekunden die Anspannung halten. *Variationen:* Ziehen Sie das Handtuch in der Hochhalte. Spannung anhalten, dann in der Rückhalte. *Zeit:* 1 Minute

Trainingsprogramm

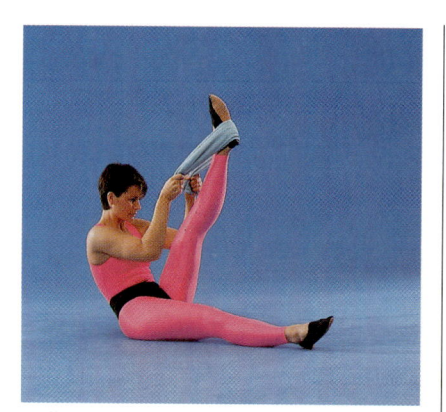

8. Übung

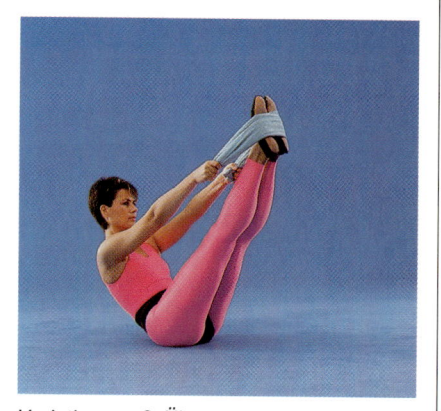

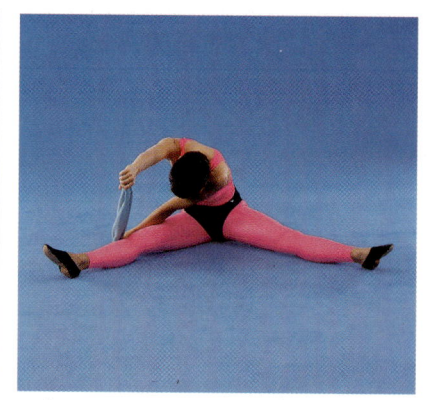

9. Übung

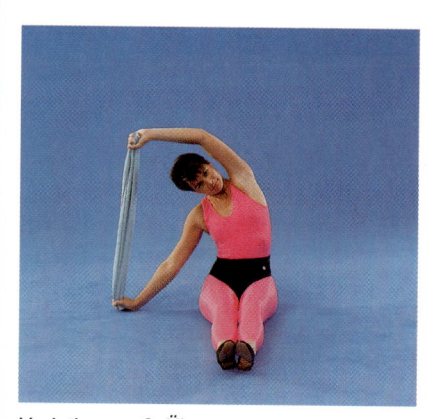

Variation zur 8. Übung

Variation zur 9. Übung

8. Übung: Im Strecksitz treten Sie mit dem linken Fuß in das Handtuch und ziehen das gestreckte Bein weit nach oben. Dann mit rechts. *Variation:* Im Hocksitz treten beide Füße in das Handtuch. Versuchen Sie, die Füße in den Schwebesitz zu ziehen. *Zeit:* 1 Minute

9. Übung: Im weiten Grätschsitz halten die Hände das Handtuch an den Enden gespannt. Legen Sie die linke Hand neben das rechte Knie, danach umgekehrt. *Variation:* Strecksitz, Arme und Handtuch sind in der Hochhalte. Versuchen Sie, mit der linken Hand links, dann mit der rechten Hand rechts den Boden zu berühren. *Zeit:* 1 Minute

Gymnastik mit dem Handtuch

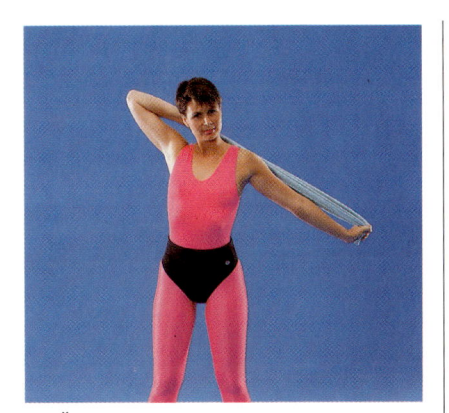

10. Übung

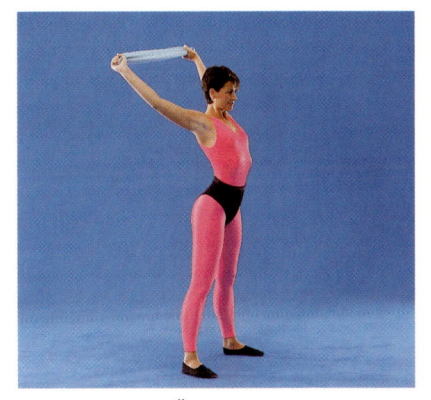

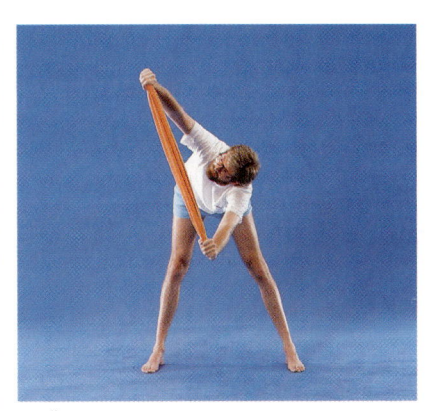

11. Übung

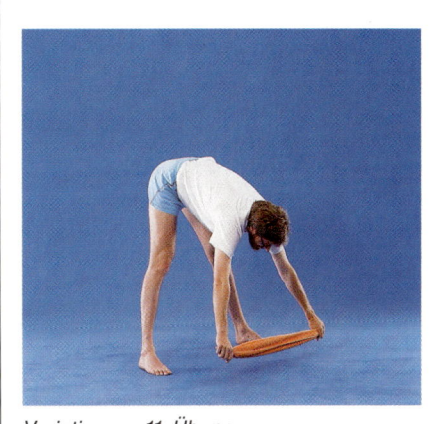

Variation zur 10. Übung

Variation zur 11. Übung

10. Übung: In der Grundstellung nehmen Sie Arme und Handtuch in die Hochhalte. Ziehen Sie mit der linken Ihre rechte Hand weit hinter den Nakken. Danach die andere Seite. Spannung 20 Sekunden halten. *Variation:* Leichter Grätschstand. Aus der Hochhalte führen Sie die Arme gestreckt weit nach hinten. *Zeit:* 1 Minute

11. Übung: Im Grätschstand beugen Sie den Oberkörper nach vorne. Arme und Handtuch sind in der Vorhalte. Drehen Sie Arme und Oberkörper nach links und rechts, so daß eine Verwringung im Oberkörper eintritt. *Variation:* In der gleichen Position federn Sie die Hände an den Boden und weit in die Hochrückhalte. *Zeit:* 1 Minute

Trainingsprogramm

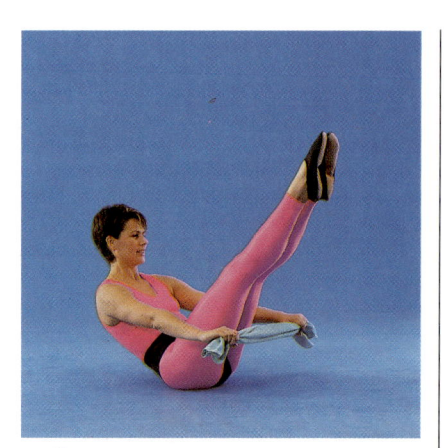

12. Übung, Abb. a

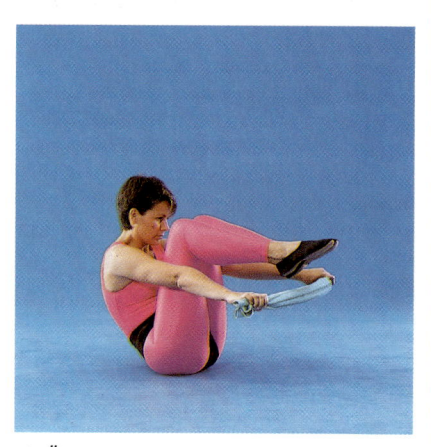

12. Übung, Abb. b

12. Übung: Im Strecksitz heben Sie die Füße an und hocken über das gespannte Handtuch und wieder zurück. *Variation:* Strecksitz, Arme und Handtuch in der Hochhalte. Senken Sie den Oberkörper nach hinten, richten Sie sich auf und beugen Sie sich zu den Füßen. *Zeit:* 1 Minute

Entspannungsphase

Wie bei der allgemeinen Wirkungsgymnastik auf Seite 34 f. beschrieben.

Literaturverzeichnis

Ballreich, R.: Grundlagen sportmotorischer Tests. Frankfurt 1970
Buytendijk, F.J.J.: Allgemeine Theorie der menschlichen Haltung und Bewegung. Berlin/Göttingen/Heidelberg 1956
Cratty, B.J.: Motorisches Lernen und Bewegungsverhalten. Frankfurt/Main 1975
Donskoi, D.D.: Grundlagen der Biomechanik. Berlin 1975
Fetz, F.: Grundbegriffe der Bewegungslehre der Leibesübungen. Frankfurt/Main 1969
Groh, H.: Die Trainierbarkeit des Muskels, in: Leistungssport 1972,1
Harre, D.: Trainingslehre. Berlin/Ost 1971
Hettinger, Th./Hollmann, W.: Sportmedizin-, Arbeits- und Trainingsgrundlagen. Stuttgart 1976
Hochmuth, G.: Biomechanik sportlicher Bewegungen. Berlin/Ost 1974
Letzelter, M.: Trainingsgrundlagen. Hamburg 1978
Marin, D.: Grundlagen der Trainingslehre. Schorndorf 1979
Meinel, K.: Bewegungslehre. Berlin 1971
Nöcker, J.: Die biologischen Grundlagen der Leistungssteigerung durch Training. Schorndorf 1974
Röthig, P.: Sportwissenschaftliches Lexikon, 1972
Roy, A.: richtig fitnessgymnastik. München 1984
Sternad, D.: Gymnastik. München 1984
Ungerer, D.: Zur Theorie des sensomotorischen Lernens. Schorndorf 1973

UNSER TIP

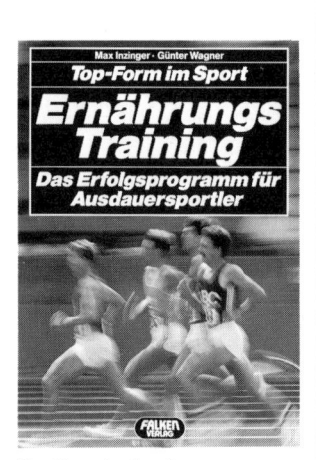

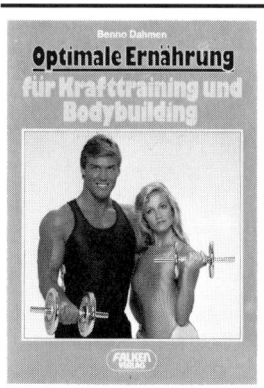

Top-Form im Sport
Ernährungstraining
Das Erfolgsprogramm für
Ausdauersportler
(0945) Von Max Inzinger,
Dipl.- Oec. troph. Günter Wagner,
160 Seiten, 16 Grafiken, 31 Farbzeichnungen, kartoniert,
DM 19,80, S 159,–

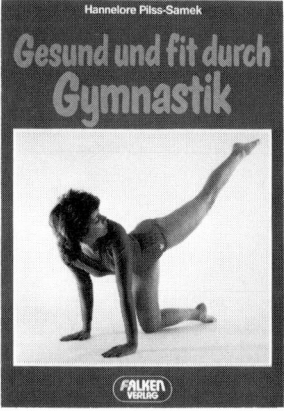

Optimale Ernährung
für Krafttraining und Bodybuilding
(0912) Von Benno Dahmen,
88 Seiten, 8 Farbtafeln,
8 Zeichnungen, kartoniert,
DM 9,80, S 79,–

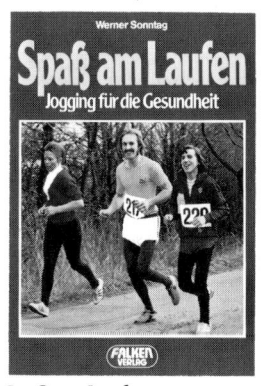

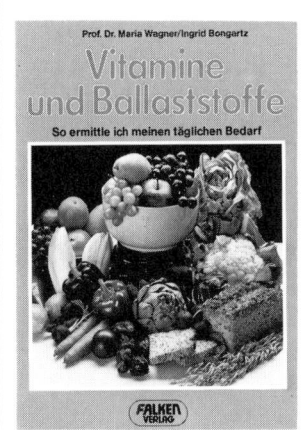

Vitamine und Ballaststoffe
So ermittle ich meinen täglichen
Bedarf
(0746) Von Prof. Dr. Maria
Wagner, Ingrid Bongartz,
96 Seiten, zahlreiche vierfarbige
Tabellen, kartoniert,
DM 9,80, S 79,–

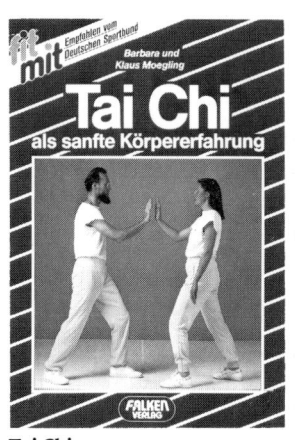

Gesund und fit durch
Gymnastik
(0366) Von Hannelore Pilss-Samek, 132 Seiten,
150 Abbildungen, kartoniert,
DM 9,80, S 79,–

Spaß am Laufen
Jogging für die Gesundheit
(0470) Von Werner Sonntag,
140 Seiten, 41 s/w-Fotos,
1 Zeichnung, kartoniert,
DM 9,80, S 79,–

Tai Chi
als sanfte Körpererfahrung
(2305) Von Barbara und
Klaus Moegling, 112 Seiten,
121 Farbfotos, 6 Farbzeichnungen,
4 s/w-Zeichnungen, kartoniert,
DM 14,80, S 119,–

FALKEN

Der Spezialist für nützliche Bücher.

Falls durch besondere Umstände Preisänderungen notwendig werden, erfolgt Auftragserledigung zu dem bei der Lieferung gültigen Preis.

Nützliche Ratgeber

Stand: Sommer 1988

Essen und Trinken

FALKEN EXKLUSIV
Kochen in höchster Vollendung
Aus vier Elementen ist alles zusammengefügt (Theophrast). (4291) Von M. Wissing, M. Kirsch, 160 S., 230 Farbfotos, Leinen geprägt mit Schutzumschlag, im Schuber, DM 98,–, S 784,–

Was koche ich heute?
Neue Rezepte für Fix-Gerichte. (0608) Von A. Badelt-Vogt, 112 S., 16 Farbtafeln, kart. ●

Kochen für 1 Person
Rationell wirtschaften, abwechslungsreich und schmackhaft zubereiten. (0586) Von M. Nicolin, 136 S., 8 Farbtafeln, 23 Zeichnungen, kart. ●

Schnell und individuell
Die raffinierte Single-Küche
(4266) Von F. Faist, 160 S., 151 Farbfotos, Pappband. ●●●

Gesunde Kost aus dem Römertopf
(0442) Von J. Kramer, 128 S., 8 Farbtafeln, 13 Zeichnungen, kart. ●

FALKEN-FEINSCHMECKER
Pasta in Höchstform **Nudeln**
(0884) Von M. Kirsch, 64 S., 62 Farbfotos, Pappband. ●

Nudelgerichte
– lecker, locker, leicht zu kochen. (0466) Von C. Stephan, 80 S., 8 Farbtafeln, kart. ●

FALKEN-FEINSCHMECKER
In Hülle und Fülle
Pasteten und Terrinen
(0883) Von M. Kirsch, 48 S., 62 Farbfotos, Pappband. ●

FALKEN-FEINSCHMECKER
Spezialitäten unter knuspriger Decke
Aufläufe
(0882) Von C. Adam, 48 S., 33 Farbfotos, Pappband. ●

Eintöpfe und Aufläufe
Das Beste aus den Kochtöpfen der Welt (5079) Von A. und G. Eckert, 64 S., 50 Farbfotos, Pappband. ●●

FALKEN-FEINSCHMECKER
Herzhaftes für Leib und Seele
Eintöpfe
(0820) Von P. Klein, 48 S., 30 Farbfotos, Pappband. ●

Schnell und gut gekocht
Die tollsten Rezepte für den Schnellkochtopf. (0265) Von J. Ley, 96 S., 8 Farbtafeln, kart. ●

Kochen und backen im Heißluftherd
Vorteile, Gebrauchsanleitung, Rezepte. (0516) Von K. Kölner, 72 S., 8 Farbtafeln, kart. ●

Zaubern mit der schnellen Welle
Die neue Mikrowellenküche
(4289) Von F. Faist, 208 S., 188 Farbfotos, Pappband. ●●●

Das neue Mikrowellen-Kochbuch
(0434) Von H. Neu, 64 S., 4 Farbtafeln, 16 s/w Zeichnungen, kart. ●

Ganz und gar mit Mikrowellen
(4094) Von T. Peters, 208 S., 24 Farbfotos, 12 Zeichnungen, kart. ●●●

FALKEN-FEINSCHMECKER
Schnell auf den Tisch gezaubert
Kochen mit Mikrowellen
(0818) Von A. Danner, 64 S., 52 Farbfotos, Pappband. ●

Marmeladen, Gelees und Konfitüren
Köstlich wie zu Omas Zeiten – einfach selbstgemacht. (0720) Von M. Gutta, 32 S., 23 Farbfotos, 1 Zeichnung, Pappband. ●

Einkochen
nach allen Regeln der Kunst. (0405) Von B. Müller, 128 S., 8 Farbtafeln, kart. ●

Einkochen, Einlegen, Einfrieren
(4055) Von B. Müller, 152 S., 27 s/w.-Abb., kart. ●●

Haltbarmachen in der Öko-Küche
Gesunde Konservierungsmethoden für Obst, Gemüse, Kräuter und Pilze. (0932) Von M. Bustorf-Hirsch, 120 S., 56 Farbfotos, 36 Farbzeichnungen. kart. ●

FALKEN-FEINSCHMECKER
Goldbraun und knusprig
Fritierte Leckerbissen
(0868) Von F. Faist, 64 S., 47 Farbfotos, Pappband. ●

Das neue Fritieren
geruchlos, schmackhaft und gesund. (0365) Von P. Kühne, 96 S., 8 Farbtafeln, kart. ●

FALKEN-FEINSCHMECKER
Die Krönung der feinen Küche
Saucen
(0817) Von G. Cavestri, 48 S., 40 Farbfotos, Pappband. ●

FALKEN-FEINSCHMECKER
Edler Kern in harter Schale
Meeresfrüchte
(0866) Von L. Grieser, 48 S., 52 Farbfotos, Pappband. ●

FALKEN-FEINSCHMECKER
Von Tatar und falschen Hasen
Hackfleisch
(0866) Von A. und G. Eckert, 48 S., 42 Farbfotos, Pappband. ●

Mehr Freude und Erfolg beim **Grillen**
(4141) Von A. Berliner, 160 S., 147 Farbfotos, 10 farbige Zeichnungen, Pappband. ●●●

Grillen für Geniesser
Fleisch · Fisch · Beilagen · Soßen. (5001) Von E. Fuhrmann, 64 S., 38 Farbfotos, Pappband. ●●

FALKEN-FEINSCHMECKER
Köstliches von Rost und Spieß
Grillen
(0931) Von A. Kalcher-Dähn, H. K. Kalcher, 64 S., 43 Farbfotos, Pappband. ●

Chinesisch kochen
mit dem Wok-Topf und dem Mongolen-Topf. (0557) Von C. Korn, 64 S., 8 Farbtafeln, kart. ●

FALKEN-FEINSCHMECKER
Verheißungsvoll fernöstlich
Spezialitäten aus dem Wok
(0933) Von H. K. Jen, 64 S., 56 Farbfotos, Pappband. ●

Schlemmerreise durch die
Chinesische Küche
(4184) Von K. H. Jen, 160 S., 117 Farbfotos, Pappband. ●●●

Nordische Küche
Speisen und Getränke von der Küste. (5082) Von J. Kürtz, 64 S., 44 Farbfotos, Pappband. ●●

Essen in Hessen
Spezialitäten zwischen Schwalm und Odenwald. (0837) Von R. Witt, 120 S., 10 s/w-Zeichnungen, Pappband. ●●

Schlemmerreise durch die
Französische Küche
(4296) Von H. Imhof, 160 S., 147 Farbfotos, 3 s/w-Fotos, Pappband. ●●●

Französisch kochen
Eine kulinarische Reise durch Frankreich. (5016) Von M. Gutta, 64 S., 35 Farbfotos, Pappband. ●●

Französische Küche
(0685) Von M. Gutta, 96 S., 16 Farbtafeln, kart. ●

Französische Spezialitäten aus dem Backofen
Herzhafte Tartes und Quiches mit Fleisch, Fisch, Gemüse und Käse (5146) Von P. Klein, 64 S., 43 Farbfotos, Pappband. ●●

FALKEN-FEINSCHMECKER
Aus lauter Lust und Liebe
Knoblauch
(0867) Von L. Reinirkens, 64 S., 45 Farbfotos, Pappband. ●

Kochen und würzen mit **Knoblauch**
(0725) Von A. und G. Eckert, 96 S., 8 Farbtafeln, kart. ●

Schlemmerreise durch die
Italienische Küche
(4172) Von V. Pifferi. 160 S., 109 Farbfotos, Pappband. ●●●

Pizza, Pasta und die feine italienische Küche
(4270) Von R. Rudatis, 120 S., 255 Farbfotos, Pappband. ●●

Italienische Küche
Ein kulinarischer Streifzug mit regionalen Spezialitäten. (5026) Von M. Gutta, 64 S., 35 Farbfotos, Pappband. ●●

FALKEN-FEINSCHMECKER
Schlemmen wie bei Mamma Maria
Pizzas
(0815) Von F. Faist, 64 S., 62 Farbfotos, Pappband. ●

Köstliche Pilzgerichte
Tips und Rezepte für die häufigsten Pilzgattungen. (5133) Von V. Spicker-Noack, M. Knoop, 64 S., 52 Farbfotos, Pappband. ●●

Fondues
und fritierte Leckerbissen. (0471) Von S. Stein, 96 S., 8 Farbtafeln, kart. ●

Fondues · Raclettes · Flambiertes
(4081) Von R. Peiler und M.-L. Schult, 136 S., 15 Farbtafeln, 28 Zeichnungen, kart. ●●

Neue, raffinierte Rezepte mit dem Raclette-Grill
(0558) Von L. Helger, 56 S., 8 Farbtafeln, kart. ●

Rezepte rund um Raclette und Doppeldecker
(0420) Von J. W. Hochscheid, 72 S., 8 Farbtafeln, kart. ●

Die hier vorgestellten Bücher, Videokassetten und Software sind in folgende Preisgruppen unterteilt:

● Preisgruppe bis DM 10,–/S 79,–
●● Preisgruppe über DM 10,– bis DM 20,– S 80,– bis S 160,–
●●● Preisgruppe über DM 20,– bis DM 30,– S 161,– bis S 240,–
●●●● Preisgruppe über DM 30,– bis DM 50,– S 241,– bis S 400,–
●●●●● Preisgruppe über DM 50,–/S 401,–
*(unverbindliche Preisempfehlung)

Die Preise entsprechen dem Status beim Druck dieses Verzeichnisses (s. Seite 1) – Änderungen, im besonderen der Preise, vorbehalten ●

FALKEN

Falken-Verlag GmbH · Postfach 1120   D-6272 Niedernhausen/Ts. · Tel.: 0 61 27 / 70 20

Fondues und Raclettes
(4253) Von F. Faist, 160 S., 125 Farbfotos, Pappband. ●●●
FALKEN-FEINSCHMECKER
Schmelzendes Käsevergnügen
Raclette
(0881) Von F. Faist, 48 S., 33 Farbfotos, Pappband. ●
Kulinarischer Feuerzauber
Flambieren
(4294) Von R. Wesseler, 120 S., 100 Farbfotos, Pappband. ●●●
Kochen und würzen mit
Paprika
(0792) Von A. und G. Eckert, 88 S., 8 Farbtafeln, kart. ●
Köstlichkeiten für Gäste und Feste
Kalte Platten
(4200) Von I. Pfliegner. 160 S., 130 Farbfotos, Pappband. ●●●
Kalte Happen und Partysnacks
Canapés, Sandwiches, Pastetchen, Salate und Suppen. (5029) Von D. Peters, 64 S., 44 Farbfotos, Pappband. ●●
Garnieren und Verzieren
(4236) Von R. Biller, 160 S., 329 Farbfotos, 57 Zeichnungen, Pappband. ●●●
Desserts
Puddings, Joghurts, Fruchtsalate, Eis, Gebäck, Getränke. (5020) Von M. Gutta, 64 S., 41 Farbfotos, Pappband. ●●
FALKEN-FEINSCHMECKER
Süße Verführungen
Desserts
(0885) Von M. Bacher, 64 S., 75 Farbfotos, Pappband. ●
FALKEN-FEINSCHMECKER
Süße Geheimnisse eiskalt gelüftet
Eis und Sorbets
(0870) Von H. W. Liebheit, 48 S., 38 Farbfotos, Pappband. ●
Crêpes, Omeletts und Soufflés
Pikante und süße Spezialitäten. (5131) Von J. Rosenkranz, 64 S., 45 Farbfotos, Pappband. ●●
Kuchen und Torten
Die besten und beliebtesten Rezepte. (5067) Von M. Sauerborn, 64 S., 79 Farbfotos, Pappband. ●
Tortenträume und Kuchenfantasien
Gebackene Köstlichkeiten originell dekoriert und verziert. (0823) Von F. Faist, 80 S., 150 Farbfotos, kart. ●●
Backen mit Lust und Liebe
(4284) Von M. Schumacher, R. Krake, 242 S., 348 Farbfotos, 18 farb. Vignetten, 3 vierseitige Ausklapptafeln, Pappband. ●●●●
Backen, was allen schmeckt
Kuchen, Torten, Gebäck und Brot. (4166) Von E. Blome, 556 S., 40 Farbtafeln, Pappband. ●●●
Meine Vollkornbackstube
Brot · Kuchen · Aufläufe. (0616) Von R. Raffelt, 96 S., 4 Farbtafeln, 12 Zeichnungen, kart. ●
FALKEN-FEINSCHMECKER
Knusprig, kernig, urgesund
Vollkornbrot
(0938) Von S. Reiter, 64 S., 56 Farbfotos, Pappband. ●
FALKEN-FEINSCHMECKER
Mit Körnern, Zimt und Mandelkern
Vollkorngebäck
(0816) Von M. Bustorf-Hirsch, 48 S., 39 Farbfotos, Pappband. ●

Biologisch Backen
Neue Rezeptideen für Kuchen, Brote, Kleingebäck aus vollem Korn. (4174) Von M. Bustorf-Hirsch, 136 S., 15 Farbtafeln, 47 Zeichnungen, kart. ●●
Selbst Brotbacken
Über 50 erprobte Rezepte. (0370) Von J. Schiermann, 80 S., 6 Zeichnungen, 4 Farbtafeln, kart. ●
Mehr Freude und Erfolg beim
Brotbacken
(4148) Von A. und G. Eckert, 160 S., 177 Farbfotos, Pappband. ●●●
Brotspezialitäten
knusprig backen – herzhaft kochen. (5088) Von J. W. Hochscheid, L. Helger, 64 S., 48 Farbfotos, Pappband. ●●
Weihnachtsbäckerei
Köstliche Plätzchen, Stollen, Honigkuchen und Festtagstorten. (0682) Von M. Sauerborn, 32 S., 34 Farbfotos, Pappband. ●
Waffeln
süß und pikant. (0522) Von C. Stephan, 64 S., 8 Farbtafeln, kart. ●
Alles mit Joghurt
tagfrisch selbstgemacht. Mit vielen Rezepten. (0382) Von G. Volz, 88 S., 8 Farbtafeln, kart. ●
Joghurt, Quark, Käse und Butter
Schmackhaftes aus Milch hausgemacht. (0739) Von M. Bustorf-Hirsch. 32 S., 59 Farbabb., Pappband. ●
Raffiniert und gesund würzen
Kräuterküche
(0869) Von A. Görgens, 48 S.,43 Farbfotos, Pappband. ●
Miekes Kräuter- und Gewürzkochbuch
(0323) Von I. Persy, K. Mieke, 96 S., 8 Farbtafeln, kart. ●
Das köstliche knackige Schlemmervergnügen.
Salate
(4165) Von V. Müller. 160 S., 80 Farbfotos, Pappband. ●●●
Frisch und leicht als Hauptgericht
Schlemmersalate
(0934) Von C. Adam, 64 S., 49 Farbfotos, Pappband. ●
111 köstliche Salate
Erprobte Rezepte mit Pfiff. (0222) Von C. Schönherr, 96 S., 8 Farbtafeln, 30 Zeichnungen, kart. ●
FALKEN-FEINSCHMECKER
Köstlich frisch auf den Tisch
Rohkostsalate
(0865) Von C. Adam, 48 S., 26 Farbfotos, Pappband. ●
Die abwechslungsreiche Vollwertküche
Vitaminreich und naturbelassen kochen und backen. (4229) Von M. Bustorf-Hirsch, K. Siegel, 280 S., 31 Farbtafeln, 78 Zeichnungen, Pappband. ●●●●
Die feine Vollwertküche
(4286) Von M. Bustorf-Hirsch, 160 S., 83 Farbfotos, Pappband. ●●●
Meine Vollkornküche
Herzhaftes von echtem Schrot und Korn (0858) Von S. Walz, 128 S., 8 Farbtafeln, kart. ●

FALKEN-FEINSCHMECKER
Dinkel, Hirse, Roggenkorn…
Kerniges aus der Getreideküche
(0932) Von S. Frank, 64 S., 49 Farbfotos, Pappband. ●
FALKEN-FEINSCHMECKER
Die verlockende Alternative
Süße Vollwertküche
(0936) Von A. Roßmeier, 64 S., 50 Farbfotos, Pappband. ●
FALKEN-FEINSCHMECKER
Die gesunde Art, sich zu verwöhnen
Vollwertküche für Singles
(0937) Von A. Görgens, 64 S., 43 Farbfotos, Pappband. ●
Alternativ essen
Die gesunde Sojaküche.
(0553) Von U. Kolster, 112 S., 8 Farbtafeln, kart. ●
Kochen mit Tofu
Die gesunde Alternative. (0894) Von U. Kolster, 80 S., 8 Farbtafeln, kart. ●
Das Reformhaus-Kochbuch
Gesunde Ernährung mit hochwertigen Naturprodukten. (4180) Von A. und G. Eckert, 160 S. 15 Farbtafeln, Pappband. ●●●
Gesund kochen mit Keimen und Sprossen
(0794) Von M. Bustorf-Hirsch, 104 S., 8 Farbtafeln, 13 s/w-Zeichnungen, kart. ●
Keime und Sprossen in der Naturküche
(4299) Von M. Bustorf-Hirsch, 96 S., 144 Farbfotos, Pappband. ●●
Die feine Vegetarische Küche
(4235) Von F. Faist, 160 S., 191 Farbfotos, Pappband. ●●●
Biologische Ernährung
für eine natürliche und gesunde Lebensweise. (4125) Von G. Leibold, 136 S., 15 Farbtafeln, 47 Zeichnungen, kart. ●●
Gesunde Ernährung für mein Kind
(0776) Von M. Bustorf-Hirsch, 96 S., 8 Farbtafeln, 5 s/w Zeichnungen, kart. ●
Vitaminreich und naturbelassen
Biologisch Kochen
(4162) Von M. Bustorf-Hirsch, K. Siegel, 144 S., 15 Farbtafeln, 31 Zeichnungen, kart. ●●
Gesund kochen
wasserarm · fettfrei · aromatisch. (4060) Von M. Gutta, 240 S., 16 Farbtafeln, Pappband. ●●●
Naturküche à la carte
(4406) Von M. Wissing, M. Kirsch, 160 S., 179 Farbfotos, Pappband. ●●●●
Würzig kochen ohne Salz
(0922) Von S. Roediger-Streubel, 160 S., 16 Farbtafeln, kart. ●●
Natursammlers Kochbuch
Wildfrüchte und Gemüse, Pilze, Kräuter – finden und zubereiten. (4040) Von C. M. Kerler, 140 S., 4 Farbtafeln, kart. ●●
Kräuter- und Heilpflanzen-Kochbuch
für eine gesunde Lebensweise. (4066) Von P. Pervenche, 143 S., 15 Farbtafeln, kart. ●●
●●**Pralinen und Konfekt**
Kleine Köstlichkeiten selbstgemacht. (0731) Von H. Engelke, 32 S., 57 Farbfotos, Pappband. ●
FALKEN-FEINSCHMECKER
Zart schmelzende Versuchungen
Schokolade
(0819) Von J. Schroer, 48 S., 53 Farbfotos, Pappband. ●

Die hier vorgestellten Bücher, Videokassetten und Software sind in folgende Preisgruppen unterteilt:

● Preisgruppe bis DM 10,–/S 79,– ●●● Preisgruppe über DM 20,– bis DM 30,– ●●●● Preisgruppe über DM 30,– bis DM 50,– S 241,– bis S 400,–
●● Preisgruppe über DM 10,– bis DM 20,– S 80,– bis S 160,–   S 161,– bis S 240,–   ●●●●● Preisgruppe über DM 50,–/S 401,– *(unverbindliche Preisempfehlung)*

Die Preise entsprechen dem Status beim Druck dieses Verzeichnisses (s. Seite 1) – Änderungen, im besonderen der Preise, vorbehalten –

2   Falken-Verlag GmbH · Postfach 1120   **FALKEN**   D-6272 Niedernhausen/Ts. · Tel.: 06127/7020

Das richtige Frühstück
Gesunde Vollwertkost vitaminreich und naturbelassen. (0784) Von C. Kratzel, R. Böll, 32 S., 28 Farbfotos, Pappband. ●

Bocuse à la carte
Französisch kochen mit dem Meister.
(4237) Von P. Bocuse, 88 S., 218 Farbfotos, Pappband. ●

Kochschule mit Paul Bocuse
(6016) VHS, 60 Min. in Farbe. ●●●●●*

Der schön gedeckte Tisch
Vom einfachen Gedeck bis zur Festtafel stimmungsvoll und perfekt arrangiert.
(4246) Von H. Tapper, 112 S., 206 Farbabbildungen, 21 s/w-Abbildungen, Pappband. ●●●

Servietten dekorativ falten
Geschmackvolle Anregungen aus Stoff und Papier. (0804) Von H. Tapper, 3T S., 134 Farbfotos, Pappband. ●

Cocktails
(4267) Von W. R. Hoffmann, W. Hubert, U. Lottring, 160 S., 164 Farbfotos, 1 s/w-Foto, Pappband. ●●●

Neue Cocktails und Drinks
mit und ohne Alkohol. (0517) Von S. Späth, 128 S., 4 Farbtafeln, kart., ●

Mixgetränke
mit und ohne Alkohol (5017) Von C. Arius, 64 S., 35 Farbfotos, Pappband. ●●

FALKEN-FEINSCHMECKER
Fruchtig, spritzig, eisgekühlt
Mixen ohne Alkohol
(0935) Von S. Späth, 64 S., 44 Farbfotos, Pappband. ●

Cocktails und Mixereien
für häusliche Feste und Feiern. (0075) Von J. Walker, 96 S., 4 Farbtafeln, kart. ●

Die besten Punsche, Grogs und Bowlen
(0575) Von F. Dingden, 64 S., 4 Farbtafeln, kart. ●

Weine und Säfte, Liköre und Sekt
selbstgemacht. (0702) Von P. Arauner, 232 S., 76 Abb., kart. ●●

Mitbringsel aus meiner Küche
selbst gemacht und liebevoll verpackt.
(0668) Von C. Schönherr, 32 S., 30 Farbfotos, Pappband. ●

Weinlexikon
Wissenswertes über die Weine der Welt.
(4149) Von U. Keller, 228 S., 6 Farbtafeln, 395 s/w-Fotos, Pappband. ●●●

Heißgeliebter Tee
Sorten, Rezepte und Geschichten. (4114) Von C. Maronde, 153 S., 16 Farbtafeln, 93 Zeichnungen, Pappband. ●●●

Tee für Genießer.
Sorten · Riten · Rezepte. (0356) Von M. Nicolin, 64 S., 4 Farbtafeln, kart. ●

Tee
Herkunft · Mischungen · Rezepte. (0515) Von S. Ruske, 96 S., 4 Farbtafeln, 16 s/w-Abbildungen, Pappband. ●

Kinder lernen spielend backen
(5110) Von M. Gutta, 64 S., 45 Farbfotos, Pappband. ●●

Kinder lernen spielend kochen
Lieblingsgerichte mit viel Spaß selbst zubereitet. (5096) Von M. Gutta, 64 S., 45 Farbfotos, Pappband, ●●

Komm, koch mit mir
Kunterbuntes Kochvergnügen für Kinder.
(4285) Von H. Theilig, Illustrationen von B. v. Hayek, 96 S., 48 Farbfotos, 350 Farb- und 1 s/w-Zeichnung, Pappband. ●●

Schlank werden nach Dr. Hay
Trennkost
Die bewährten Vollwert-Rezepte von Ursula Summ. (4298) Von U. Summ, 96 S., 54 Farbtafeln, 1 Zeichnung, kart. ●●

Gesund leben – schlank werden mit der
Bio-Kur
(0657) Von S. Winter. 144 S., 4 Farbtafeln, kart. ●

SLIM
Der neue, individuelle Schlankheitsplan
(4277) Von Prof. Dr. E. Menden, W. Aign. 120 S., 440 Farbfotos, Pappband. ●●●

Kalorien – Joule
Eiweiß · Fett · Kohlenhydrate tabellarisch nach gebräuchlichen Mengen. (0374) Von M. Bormio, 88 S., kart. ●

Vitamine und Ballaststoffe
So ermittle ich meinen täglichen Bedarf
(0746) Von Prof. Dr. M. Wagner, I. Bongartz. 96 S., 6 Farbabb., zahlreiche Tabellen, kart. ●

Hobby und Freizeit

Aquarellmalerei
als Kunst und Hobby. (4147) Von H. Haack, B. Wersche, 136 S., 62 Farbfotos, 119 Zeichnungen, Pappband. ●●●●

Aquarellmalerei
Materialien · Techniken · Motive.
(5099) Von T. Hinz, 96 S., 79 Farbfotos, Pappband. ●●

Hobby Aquarellmalen
Landschaft und Stilleben. (0876) Von I. Schade, A. Brück, 80 S., 111 Farbabbildungen, kart. ●●

Videokassette
Hobby Aquarellmalen
Landschaft und Stilleben (6022) VHS, ca. 40 Min., in Farbe, ●●●●*

Aquarellmalerei leicht gelernt
Materialien · Techniken · Motive.
(0787) Von T. Hinz, R. Braun, B. Zeidler, 32 S., 38 Farbfotos, 1 Zeichnung, Pappband. ●

Aquarellieren auf Seide
Materialien · Techniken · Motive.
(0917) Von I. Demharter, 32 S., 41 Farbfotos, Pappband. ●

Hobby Ölmalerei
Landschaft und Stilleben. (0875) Von H. Kämper, I. Becker, 80 S., 93 Farbabb., kart. ●●

Videokassette
Hobby Ölmalerei
Landschaft und Stilleben (6025) VHS, ca. 40 Min., in Farbe, ●●●●*

Falken-Handbuch
Zeichnen und Malen
(4167) Von B. Bagnall, 336 S., 1154 Farbabb., Pappband. ●●●●●

Das große farbige PLAKA-Buch
Malen und Basteln
(4402) Von H.-J. Giesecke, 192 S., 225 Farbfotos, 20 Farb- und 4 s/w- Zeichnungen, Pappband. ●●

Das große farbige
Bastelbuch für Kinder
(4254) Von U. Barff, I. Burkhardt, J. Maier. 224 S., 157 Farbfotos, 430 Farb- und 69 s/w-Zeichnungen, Pappband. ●●●

Punkt, Punkt, Komma, Strich
Zeichenstunden für Kinder. (0564) Von H. Witzig, 144 S., über 250 Zeichnungen, kart. ●

Einmal grad und einmal krumm
Zeichenstunden für Kinder. (0599) Von H. Witzig, 144 S., 363 Abb. kart. ●

Naive Malerei
Materialien · Motive · Techniken. (5083) Von F. Krettek, 64 S., 76 Farbfotos, Pappband. ●●

Bauernmalerei
als Kunst und Hobby. (4057) Von A. Gast, H. Stegmüller, 128 S., 239 Farbfotos, 26 Riß-Zeichnungen, Pappband. ●●●●

Hobby Bauernmalerei
(0436) Von S. Ramos und J. Roszak, 80 S., 116 Farbfotos und 28 Motivvorlagen, kart. ●●

Bauernmalerei
Kreatives Hobby nach alter Volkskunst
(5039) Von S. Ramos, 64 S., 85 Farbfotos, Pappband. ●●

Glasmalerei
als Kunst und Hobby. (4088) Von F. Krettek und S. Beeh-Lustenberger, 132 S., 182 Farbfotos, 38 Motivvorlagen, Pappband. ●●●●

Naive Hinterglasmalerei
Materialien · Techniken · Bildvorlagen
(5145) Von F. Krettek, 64 S., 87 Farbfotos, 6 Zeichnungen, Pappband. ●●

Kalligraphie
Die Kunst des schönen Schreibens
(4263) Von C. Hartmann, 120 S., 44 Farbvorlagen, 29 s/w-Vorlagen, 2 s/w-Zeichnungen, 38 Farbfotos, Pappband. ●●●●

Seidenmalerei als Kunst und Hobby
(4264) Von S. Hahn, 136 S., 256 Farbfotos, 1 s/w-Foto, 34 Farbzeichnungen, Pappband. ●●●●

Kunstvolle Seidenmalerei
Mit zauberhaften Ideen zum Nachgestalten.
(0783) Von I. Demharter, 32 S., 56 Farbfotos, Pappband. ●

Zauberhafte Seidenmalerei
Materialien · Techniken · Gestaltungsvorschläge. (0664) Von E. Dorn, 32 S., 62 Farbfotos, Pappband. ●

Neue zauberhafte Seidenmalerei
Motive und Anregungen aus der Natur.
(0924) Von R. Henge, 80 S., 148 Farbfotos, 27 s/w-Zeichnungen, kart. ●●

Hobby Seidenmalerei
(0611) Von R. Henge, 88 S., 148 Farbfotos, 28 Zeichnungen, kart. ●●

Hobby Stoffdruck und Stoffmalerei
(0555) Von A. Ursin, 80 S., 68 Farbfotos, 68 Zeichnungen, kart. ●●

Stoffmalerei und Stoffdruck
Materialien · Techniken · Ideen · Modelle
(5074) Von H. Gehring, 64 S., 110 Farbfotos, Pappband. ●●

Batik
leicht gemacht. Materialien ·Färbetechniken · Gestaltungsideen. (5112) Von A. Gast, 64 S., 105 Farbfotos, Pappband. ●●

Die hier vorgestellten Bücher, Videokassetten und Software sind in folgende Preisgruppen unterteilt:

● Preisgruppe bis DM 10,–/S 79,–　　　●●● Preisgruppe über DM 20,– bis DM 30,–　　　●●●● Preisgruppe über DM 30,– bis DM 50,–
●● Preisgruppe über DM 10,– bis DM 20,–　　　　　　S 161,– bis S 240,–　　　　　　　　　　　　　S 241,– bis S 400,–
　　　　　　　　　　　S 80,– bis S 160,–　　　　　　　　　　　　　　　　　　　　　　●●●●● Preisgruppe über DM 50,–/S 401,–
　　　*(unverbindliche Preisempfehlung)

Die Preise entsprechen dem Status beim Druck dieses Verzeichnisses (s. Seite 1) – Änderungen, im besonderen der Preise, vorbehalten –

Falken-Verlag GmbH · Postfach 1120　　　／FALKEN／　　　D-6272 Niedernhausen/Ts. · Tel.: 0 61 27 / 70 20

Kreatives Bilderweben
Materialien – Vorlagen – Motive
(0814) Von A. Schulte-Huxel, 32 S., 58 Farbfotos, 8 Zeichnungen, Pappband. ●

Hobby Applikationen
Materialien · Techniken · Modelle.
(0899) Von H. Probst-Reinhardt, 80 S., 92 Farbfotos, 31 Zeichnungen, kart. ●●

Flechten
mit Bast, Stroh und Peddigrohr. (5098) Von H. Hangleiter, 64 S., 47 Farbfotos, 76 Zeichnungen, Pappband. ●●

Falken-Handbuch
Nähen
Abc der Nähtechniken und kreative Modellschneiderei in ausführlichen Schritt-für-Schritt-Bildfolgen. (4272) Von A. Bree, 320 S., 1142 Abbildungen, Schnittmusterbogen für alle Modelle, Pappband. ●●●●

Falken-Handbuch
Häkeln
ABC der Häkeltechniken und Häkelmuster in ausführlichen Schritt-für-Schritt-Bildfolgen. (4194) Von H. Fuchs, M. Natter, 288 S., 597 Farbfotos, 476 farbige Zeichnungen, Pappband. ●●●●

Häkeln
Schritt für Schritt für Rechts- und Linkshänder. (5134) Von H. Klaus, 64 S., 120 Farbfotos, 144 Zeichnungen, Pappband. ●●

Monogrammstickerei
Mit Vorlagen für Initialen, Vignetten und Ornamente. (5148) Von H. Fuchs, 64 S., 50 Farbfotos, 50 Zeichnungen, Pappband. ●●

Falken-Handbuch
Stricken
ABC der Stricktechniken und Strickmuster in ausführlichen Schritt-für-Schritt-Bildfolgen. (4137) Von M. Natter, 312 S., 106 Farb- und 922 s/w-Fotos, 318 Zeichnungen, Pappband. ●●●●

Das moderne Standardwerk von der Expertin
Perfekt Stricken
Mit Sonderteil Häkeln. (4250) Von H. Jaacks, 256 S., 703 Farbfotos, 169 Farb- und 121 s/w-Zeichnungen, Pappband. ●●●

Videokassette Stricken
(6007) VHS. Von P. Krolikowski-Habicht, H. Jaacks, 51 Min., in Farbe. ●●●●*

Stricken
Schritt für Schritt für Rechts- und Linkshänder. (5142) Von S. Oelwein-Schefczik, 64 S., 148 Farbfotos, 173 Zeichnungen, Pappband. ●●

Die schönsten Handarbeiten zum Verschenken
(4225) Von B. Wenzelburger, 128 S., 156 Farbfotos, 70 zweifarbige Zeichnungen, Pappband. ●●●●

Kuscheltiere stricken und häkeln
Arbeitsanleitungen und Modelle. (0734) Von B. Wehrle, 32 S., 60 Farbfotos, 28 Zeichnungen, Spiralbindung. ●

Hobby Patchwork und Quilten
(0768) Von B. Staub-Wachsmuth, 32 S., 108 Farbabb., 43 Zeichnungen, kart. ●●

Hobby Spitzencollagen
Bezaubernde Motive aus edlem Material. (0847) Von H. Westphal, 80 S., 186 Farbfotos, kart. ●●

Textiles Gestalten
Weben, Knüpfen, Batiken, Sticken, Objekte und Strukturen. (5123) Von J. Fricke, 136 S., 67 Farb- und 189 s/w-Fotos, 15 Zeichnungen, kart. ●●

Gestalten mit Glasperlen
fädeln · sticken · weben (0640) Von A. Köhler, 32 S., 55 Farbfotos, Spiralbindung. ●

Schmuck, Accessoires und Dekoratives
aus Fimo modelliert. (0873) Von A. Aurich, 32 S., 54 Farbfotos, Pappband. ●

Exklusiver Modeschmuck
aus dem eigenen Atelier
(0925) Von J. Niemeier, J. Klein, 80 S., 141 Farbfotos, 25 Zeichnungen, kart. ●●

Neue zauberhafte Salzteig-Ideen
(0719) Von I. Kiskalt, 80 S., 324 Farbfotos, 12 Zeichnungen, kart. ●●

Hobby Salzteig
(0662) Von I. Kiskalt, 80 S., 150 Farbfotos, 5 Zeichnungen, Schablonen, kart. ●●

Gestalten mit Salzteig
formen · bemalen · lackieren. (0613) Von W.-U. Cropp, 32 S., 56 Farbfotos, 17 Zeichnungen, Pappband. ●

Originell und dekorativ
Salzteig mit Naturmaterialien
(0833) Von A. und H. Wegener, 80 S., 166 Farbfotos, kart. ●●

Buntbemalte Kunstwerke aus Salzteig
Figuren, Landschaften und Wandbilder. (5141) Von G. Belli, 64 S., 165 Farbfotos, 1 Zeichnung, Pappband. ●●

Kreatives Gestalten mit Salzteig
Originelle Motive für Fortgeschrittene. (0769) Hrsg. I. Kiskalt, 80 S., 168 Farbfotos, kart. ●●

Videokassette Salzteig
(6010) VHS. Von I. Kiskalt, Dr. A. Teuchert, in Farbe, ca. 35 Min. ●●●●●*

Tiffany-Spiegel selbermachen
Materialien · Arbeitsanleitung · Vorlagen. (0761) Von R. Thomas, 32 S., 53 Farbfotos, Pappband. ●

Tiffany-Schmuck selbermachen
Materialien · Arbeitsanleitung · Modelle. (0871) Von B. Poludniak, H. W. Scheib, 32 S., 54 Farbfotos, 3 Zeichnungen, Pappband. ●

Tiffany-Lampen selbermachen
Arbeitsanleitung · Materialien · Modelle. (0684) Von I. Spliethoff, 32 S., 60 Farbfotos, Pappband. ●

Hobby Glaskunst in Tiffany-Technik
(0781) Von N. Köppel, 80 S., 194 Farbfotos, 6 s/w-Abb., kart. ●●

Altes Brauchtum neu endeckt
Schmuck-Eier
Kunstvoll gestalten und verzieren. (0919) Von I. Kiskalt, 32 S., 45 Farbfotos, 3 s/w-Zeichnungen, Pappband. ●

Origami –
Die Kunst des Papierfaltens. (0280) Von R. Harbin, 160 S., 633 Zeichnungen, kart. ●

Hobby Origami
Papierfalten für groß und klein. (0756) Von Z. Aytüre-Scheele, 88 S., über 800 Farbfotos, Pappband. ●●

Neue zauberhafte Origami-Ideen
Papierfalten für groß und klein. (0805) Von Z. Aytüre-Scheele, 80 S., 720 Farbfotos, kart. ●●

Weihnachtsbasteleien
(0667) Von M. Kühnle und S. Beck, 32 S., 56 Farbfotos, 6 Zeichnungen, Pappband. ●

Alle Jahre wieder...
Avent und Weihnachten
Basteln – Backen – Schmücken – Singen – Vorlesen – Feiern.
(4260) Von H. und Y. Nadolny, 256 S., 105 Farbfotos, 130 Zeichnungen, Pappband. ●●●

Bastelspaß mit der Laubsäge
Mit Schnittmusterbogen für viele Modelle in Originalgröße. (0741) Von L. Giesche, M. Bausch, 32 S., 61 Farbfotos, 7 Zeichnungen, Schnittmusterbogen, Pappband. ●

Strohschmuck selbstgebastelt
Sterne, Figuren und andere Dekorationen (0740) Von E. Rombach, 32 S., 60 Farbfotos, 17 Zeichnungen, Pappband. ●

Das Herbarium
Pflanzen sammeln, bestimmen und pressen. (5113) Von I. Gabriel, 96 S., 140 Farbfotos, Pappband. ●●

Gestalten mit Naturmaterialien
Zweige, Kerne, Federn, Muscheln und anderes. (5128) Von I. Krohn, 64 S., 101 Farbfotos, 11 farbige Zeichnungen, Pappband. ●●

Blütenbilder aus Blumen und Blättern
Phantasievolle Naturcollagen.
(0872) Von G. Schamp, 32 S., 57 Farbfotos, 2 Zeichnung, Pappband. ●

Dauergestecke
mit Zweigen, Trocken- und Schnittblumen. (5121) Von G. Vocke, 32 S., 57 Farbfotos, Pappband. ●●

Ikebana
Einführung in die japanische Kunst des Blumensteckens. (0548) Von G. Vocke, 152 S., 47 Farbfotos, kart. ●●

Hobby Trockenblumen
Gewürzsträuße, Gestecke, Kränze, Buketts. (0643) Von R. Strobel-Schulze, 88 S., 170 Farbfotos, kart. ●●

Hobby Gewürzsträuße
und zauberhafte Gebinde nach Salzburger Art. (0726) Von A. Ott, 80 S., 101 Farbfotos, 51 farbige Zeichnungen, kart. ●●

Trockenblumen und Gewürzsträuße
(5084) Von G. Vocke, 64 S., 63 Farbfotos, Pappband. ●●

Töpfern
als Kunst und Hobby. (4073) Von J. Fricke, 132 S., 37 Farbfotos, 222 s/w-Fotos, Pappband. ●●●

Kreatives Gestalten mit Ton
Töpfern ohne Scheibe – Aufbaukeramik
(0896) Von A. Riedinger, 80 S., 147 Farbfotos, 16 Zeichnungen, 7 Vignetten, kart. ●●

Schöne Sachen modellieren
Originelles aus Cernit – ideenreich gestaltet. (0762) Von G. Thelen, 32 S., 105 Farbfotos, Pappband. ●

Porzellanpuppen
Zauberhafte alte Puppen selbst nachbilden. (5138) Von C. A. und D. Stanton, 64 S., 58 Farbfotos, 22 Zeichnungen, Pappband. ●●

Zauberhafte alte Puppen
Sammeln · Restaurieren · Nachbilden
(4255) Von C. A. Stanton, J. Jacobs, 120 S., 157 Farbfotos, 24 Zeichnungen, Pappband. ●●●●

Die hier vorgestellten Bücher, Videokassetten und Software sind in folgende Preisgruppen unterteilt:

● Preisgruppe bis DM 10,–/S 79,–
●● Preisgruppe über DM 10,– bis DM 20,– / S 80,– bis S 160,–
●●● Preisgruppe über DM 20,– bis DM 30,– / S 161,– bis S 240,–
●●●● Preisgruppe über DM 30,– bis DM 50,– / S 241,– bis S 400,–
●●●●● Preisgruppe über DM 50,–/S 401,–
*(unverbindliche Preisempfehlung)

Die Preise entsprechen dem Status beim Druck dieses Verzeichnisses (s. Seite 1) – Änderungen, im besonderen der Preise, vorbehalten –

FALKEN

Falken-Verlag GmbH · Postfach 1120   D-6272 Niedernhausen/Ts. · Tel.: 06127/7020

Stoffpuppen
Liebenswerte Modelle selbermachen.
(5150) Von I. Wolff, 56 S., 115 Farbfotos, 15 Zeichnungen, mit Schnittmusterbogen, Pappband. ●●

Hobby Puppen
Bezaubernde Modelle selbst gestalten.
(0742) Von B. Wenzelburger, 88 S., 163 Farbfotos, 41 Zeichnungen, 11 Schnittmuster, kart. ●●

Selbstgestrickte Puppen
Materialien und Arbeitsanleitungen.
(0638) Von B. Wehrle, 32 S., 21 Farbfotos, 24 Zeichnungen, Pappband. ●

Dekorative Rupfenpuppen
Arbeitsanleitungen und Gestaltungsvorschläge. (0733) Von B. Wenzelburger, 32 S., 57 Farbfotos, 14 Zeichnungen, Spiralbindung. ●

Phantasiepuppen stricken und häkeln
Märchenhafte Modelle mit Arbeitsanleitungen. (0813) Von B. Wehrle, 32 S., 26 Farbfotos, 30 einfarbige und 16 dreifarbige Zeichnungen, Pappband. ●

Heißgeliebte Teddybären
Selbermachen · Sammeln · Restaurieren.
(0900) Von H. Nadolny, Y. Thalheim, 80 S., 119 Farbfotos, 23 s/w-Zeichnungen, 14 S. Schnittmusterbogen, kart. ●●

Schritt für Schritt zum Scherenschnitt
Materialien · Techniken · Gestaltungsvorschläge. (0732) Von H. Klingmüller, 32 S., 38 Farbfotos, 34 Vorlagen, Pappband. ●

Hobby Drachen
bauen und steigen lassen. (0767) Von W. Schimmelpfennig, 80 S., 1 dreiseitige Ausklapptafel, 55 Farbfotos, 139 Zeichnungen, kart. ●●

Ferngelenkte Motorflugmodelle
bauen und fliegen. (0400) Von W. Thies, 184 S., mit Zeichnungen und Detailplänen, kart. ●●

Flugmodelle
bauen und einfliegen. (0361) Von W. Thies und W. Rolf, 160 S., 63 Abb., 7 Faltpläne, kart. ●●

Kleine Welt auf Rädern
Das faszinierende Spiel mit Modelleisenbahnen (4175) Von F. Eisen, 256 S., 72 Farb- und 180 s/w-Fotos, 25 Zeichnungen, Pappband. ●●●

Anlagenbau in Modultechnik
für Modelleisenbahnen und Dioramen.
(0845) Von J. Thal, 104 S., 68 Farbfotos, 28 Zeichnungen, kart. ●●●

Videokassette
Die Modelleisenbahn
Anlagenbau in Modultechnik. Neue kreative Gestaltung. Neue raffinierte Techniken.
(6028) VHS, von J. Grahn, 30 Min., in Farbe. ●●●●*

Schiffsmodelle
selber bauen. (0500) Von D. und R. Lochner, 200 S., 93 Zeichnungen, 2 Faltpläne, kart. ●●

Ferngelenkte Segelflugmodelle
bauen und fliegen. (0446) Von W. Thies, 176 S., 22 s/w-Fotos, 115 Zeichnungen, kart. ●●

Garagentore selbst bemalt
Techniken und Motive. (0786) Von H. und Y. Nadolny, 32 S., 24 Farbfotos, 12 s/w-Zeichnungen, Pappband. ●

Falken Handbuch
Heimwerken
Reparieren und Selbermachen im Haus und Wohnung - über 1100 Farbfotos. Praktische Tips vom Profi: Selbermachen, Reparieren, Renovieren, Kostensparen. (4117) Von Th. Pochert, 440 S., 1103 Farbfotos, 100 ein- und zweifarbige Abb., Pappband. ●●●●

Falken-Heimwerker-Praxis
Tapezieren
(0743) Von W. Nitschke, 112 S., 186 Farbfotos, 9 Zeichnungen, kart. ●●

Falken-Heimwerker-Praxis
Anstreichen und Lackieren
(0771) Von P. Müller, 120 S., 186 Farbfotos, 2 s/w Fotos, 3 Zeichnungen, kart. ●●

Falken-Heimwerker-Praxis
Fahrrad-Reparaturen
(0796) Von R. van der Plas, 112 S., 140 Farbfotos, 113 farbige Zeichnungen, kart. ●●

Falken-Heimwerker-Praxis
Kleinmöbel aus Holz
(0905) Von O. Maier, 128 S., 210 Farbfotos, 80 Zeichnungen, kart. ●●

Restaurieren von Möbeln
Stilkunde, Materialien, Techniken, Arbeitsanleitungen in Bildfolgen. (4120) Von E. Schnaus-Lorey, 152 S., 37 Farbfotos, 75 s/w-Fotos, 352 Zeichnungen, Pappband. ●●●●

Möbel aufarbeiten, reparieren und pflegen
(0386) Von E. Schnaus-Lorey, 96 S., 28 Fotos, 101 Zeichnungen, kart. ●

Feuerzeichen behaglicher Wohnkultur
Kachelöfen, Kamine und Kaminöfen
(4288) Hrsg. von C. Berninghaus. Von R. Heinen, G. Kosicek, H. P. Sabborrosch, 168 S., 291 Farbfotos, 2 s/w-Fotos, 8 Zeichnungen, Pappband. ●●●●●

Moderne Fotopraxis
(4401) Von G. Koshofer, Prof. H. Wedewardt, 224 S., 363 Farbfotos, 106 s/w-Fotos, 5 Farb- und 24 s/w-Zeichnungen, Pappband. ●●●

Aktfotografie
Interpretation zu einem unerschöpflichen Thema. Gestaltung · Technik · Spezialeffekte. (0737) Von H. Wedewardt, 88 S., 144 Farb- und 6 s/w-Fotos, 6 Zeichnungen, kart. ●●

Videokassette
Aktfotografie
(6001) VHS, Laufzeit ca. 60 Min. in Farbe. ●●●●●*

So macht man bessere Fotos
Das meistverkaufte Fotobuch der Welt.
(0614) Von M. L. Taylor, 192 S., 457 Farbfotos, 15 Abb., kart. ●●

Schmalfilmen
Ausrüstung · Aufnahmepraxis · Schnitt · Ton. (0342) Von U. Ney, 108 S., 4 Farbtafeln, 25 s/w-Fotos, kart. ●

Schmalfilme selbst vertonen
(0593) Von U. Ney, 96 S., 57 s/w-Fotos, 14 Zeichnungen, kart. ●

Videografieren
Filmen mit Video 8. Technik – Bildgestaltung – Schnitt – Vertonung. (0843) Von M. Wild, K. Möller, 120 S., 101 Farbfotos, 22 s/w-Fotos, 52 Zeichnungen, kart. ●●

Videokassette
Videografieren
Filmen mit Video 8. Technik – Bildgestaltung – Schnitt – Vertonung. (6031) VHS, (6033) Beta, (6034) Sony 8 mm, von M. Wild, 60 Min., in Farbe. ●●●●●*

Mit vollem Genuß
Pfeife rauchen
Alles über Tabaksorten, Pfeifen und Zubehör. (4227) Von H. Behrens, H. Frickert, 168 S., 127 Farbfotos, 18 Zeichnungen, Pappband. ●●●●

Die Fazination der Philatelie
Briefmarken sammeln
(4273) Von D. Stein, 212 S., 124 s/w-Fotos, 24 Farbtafeln, Pappband. ●●●

Briefmarken
sammeln für Anfänger. (0481) Von D. Stein. 120 S., 4 Farbtafeln, 98 s/w-Abb., kart. ●

Münzen
Ein Brevier für Sammler. (0353) Von E. Dehnke, 128 S., 4 Farbtafeln, 17 s/w-Abb., kart. ●

Astronomie als Hobby
Sternbilder und Planeten erkennen und benennen. (0572) Von D. Block, 176 S., 16 Farbfotos, 49 s/w-Fotos, 23 Zeichnungen, kart. ●

Astronomie im Bild
Unser Sternenhimmel rund ums Jahr
(0849) Von Dr. E. Übelacker, 88 S., 48 Farbfotos, 1 s/w-Foto, 68 Farbzeichnungen, kart. ●●

Freizeit mit dem Mikroskop
(0291) Von M. Deckart, 132 S., 8 Farbtafeln, 64 s/w-Abb., 2 Zeichnungen, kart. ●

Gitarre spielen
Ein Grundkurs für den Selbstunterricht.
(0534) Von A. Roßmann, 96 S., 1 Schallfolie, 150 Zeichnungen, kart. ●

Komm mit ins Land der Lieder
Das große Buch der Kinder-, Volks- und Chorlieder. (4261) Hrsg. von H. Rauhe, 176 S., 146 Farbfotos, Pappband. ●●●

Die schönsten Wander- und Fahrtenlieder
(0462) Hrsg. von F. R. Miller, empfohlen vom Deutschen Sängerbund, 80 S., mit Noten und Zeichnungen, kart. ●

Die schönsten Volkslieder
(0432) Hrsg. von D. Walther, 128 S., mit Noten und Zeichnungen, kart. ●

Technik

Dampflokomotiven
(4204) Von W. Jopp, 96 S., 134 Farbfotos, Pappband. ●●●

Die Super-Eisenbahnen der Welt
(4287) Von W. Kosak, H. G. Isenberg, 224 S., 269 Farbfotos, 39 s/w-Fotos, 8 Vignetten, 5 farb. Ausklapptafeln, Pappband. ●●●●

Zivilflugzeuge
Vom Kleinflugzeug zum Überschall-Jet
(4218) Von R. J. Höhn, H. G. Isenberg, 96 S., 115 Farbfotos, Pappband. ●●●

Trucks
Giganten der Landstraßen in aller Welt.
(4222) Von H. G. Isenberg, 96 S., 131 Farbfotos, Pappband. ●●●

Die Super-Trucks der Welt
(4257) Von H. G. Isenberg, 194 S., 205 Farbfotos, 87 s/w-Fotos, 7 Farbzeichnungen, 4 Ausklapptafeln, Pappband. ●●●●

Die hier vorgestellten Bücher, Videokassetten und Software sind in folgende Preisgruppen unterteilt:

● Preisgruppe bis DM 10,–/S 79,–
●● Preisgruppe über DM 10,– bis DM 20,– S 80,– bis S 160,–
●●● Preisgruppe über DM 20,– bis DM 30,– S 161,– bis S 240,–
●●●● Preisgruppe über DM 30,– bis DM 50,– S 241,– bis S 400,–
●●●●● Preisgruppe über DM 50,–/S 401,–
*(unverbindliche Preisempfehlung)

Die Preise entsprechen dem Status beim Druck dieses Verzeichnisses (s. Seite 1) – Änderungen, im besonderen der Preise, vorbehalten –

Die Super-Motorräder der Welt
(4193) Von H. G. Isenberg, 192 S., 170 Farb- und 100 s/w-Fotos, 8 Zeichnungen, Pappband. ●●●●

Motorrad-Hits
Chopper, Tribikes, Heiße Öfen. (4221) Von H. G. Isenberg, 96 S., 119 Farbfotos, Pappband. ●●●

Motorrad-Faszination
Heiße Öfen, von denen jeder träumt. (4223) Von H. G. Isenberg, 96 S., 103 Farb- und 20 s/w-Fotos, Pappband. ●●●

Sport und Fitneß

ZDF Sportjahr '87
Rekorde, Siege, Schicksale, Ergebnisse, Termine '88 (4290) Hrsg. von B. Heller, 192 S., 275 Farb- und 4 s/w-Fotos, kart. ●●

Neue Lehrmethoden der Judo-Praxis
(0424) Von P. Herrmann, 223 S., 475 Abb., kart. ●●

Judo
Grundlagen – Methodik. (0305) Von M. Ohgo, 208 S., 1025 Fotos, kart. ●●

Fußwürfe
für Judo, Karate und Selbstverteidigung. (0439) Von H. Nishioka, 96 S., 260 Abb., kart. ●

Modernes Karate
Das große Standardwerk mit 2229 Abbildungen. (4280) Von T. Okazaki, Dr. med. M. V. Stricevic, übers. von M. Pabst, 376 S., 2279 Abbildungen, Pappband. ●●●●

Karate für alle
Karate-Selbstverteidigung in Bildern. (0314) Von A. Pflüger, 112 S., 356 s/w-Fotos, kart. ●

Nakayamas Karate perfekt 1
Einführung. (0487) Von M. Nakayama, 136 S., 605 s/w-Fotos, kart. ●●

Nakayamas Karate perfekt 2
Grundtechniken. (0512) Von M. Nakayama, 136 S., 354 s/w-Fotos, 53 Zeichnungen, kart. ●●

Nakayamas Karate perfekt 3
Kumite 1: Kampfübungen. (0538) Von M. Nakayama, 128 S., 424 s/w-Fotos, kart. ●●

Nakayamas Karate perfekt 4
Kumite 2: Kampfübungen. (0547) Von M. Nakayama, 128 S., 394 s/w-Fotos, kart. ●●

Nakayamas Karate perfekt 5
Kata 1: Heian, Tekki. (0571) Von M. Nakayama, 144 S., 1229 s/w-Fotos, kart. ●●

Nakayamas Karate perfekt 6
Kata 2: Bassai-Dai, Kanku-Dai, (0600) Von M. Nakayama, 144 S., 1300 s/w-Fotos, 107 Zeichnungen, kart. ●●

Nakayamas Karate perfekt 7
Kata 3: Jitte, Hangetsu, Empi. (0618) Von M. Nakayama, 144 S., 1988 s/w-Fotos, 105 Zeichnungen, kart. ●●

Nakayamas Karate perfekt 8
Gankaku, Jion. (0650) Von M. Nakayama, 144 S., 1174 s/w-Fotos, 99 Zeichnungen, kart. ●●

Kontakt-Karate
Ausrüstung · Technik · Training. (0396) Von A. Pflüger, 112 S., 238 s/w-Fotos, kart. ●●

Karate-Do
Das Handbuch des modernen Karate. (4028) Von A. Pflüger, 360 S., 1159 Abb., Pappband. ●●●●

Bo-Karate
Kukishin-Ryu – die Techniken des Stockkampfes. (0447) Von G. Stiebler, 176 S., 424 s/w-Fotos, 38 Zeichnungen, kart. ●●

Karate 1
Einführung · Grundtechniken. (0227) Von A. Pflüger, 148 S., 195 s/w-Fotos, 120 Zeichnungen, kart. ●

Karate 2
Kombinationstechniken · Katas. (0239) Von A. Pflüger, 176 S., 452 s/w-Fotos und Zeichnungen, kart. ●

Karate Kata 1
Heian 1-5, Tekki 1, Bassai Dai. (0683) Von W.-D. Wichmann, 164 S., 703 s/w-Fotos, kart. ●●

Karate Kata 2
Jion, Empi, Kanku-Dai, Hangetsu. (0723) Von W.-D. Wichmann, 140 S., 661 s/ w-Fotos, 4 Zeichnungen, kart. ●●

25 Shotokan-Katas
Auf einen Blick: Karate-Katas für Prüfungen und Wettkämpfe. (0859) Von A. Pflüger, 88 S., 185 s/w-Abbildungen, 26 ganzseitige Tafeln mit über 1.600 Einzelschritten, kart. ●●

Videokassette Karate
Einführung und Grundtechniken. (6037) VHS, Von A. Pflüger, ca. 45 Min., in Farbe, ●●●●●*

Ninja 1
Die Lehre der Schattenkämpfer (0758) Von S. K. Hayes, 144 S., 137 s/w-Fotos, kart. ●●

Ninja 2
Die Wege zum Shoshin (0763) Von S. K. Hayes, 160 S., 309 s/w-Fotos, kart. ●●

Ninja 3
Der Pfad des Togakure-Kämpfers. (0764) Von S. K. Hayes, 144 S., 197 s/w-Fotos, 2 Zeichnungen, kart. ●●

Ninja 4
Das Vermächtnis der Schattenkämpfer (0807) Von S. K. Hayes, 196 S., 466 s/w-Fotos, kart. ●●

Der König des Kung-Fu Bruce Lee
Sein Leben und Kampf. (0392) Von L. Lee, 136 S., 104 s/w-Fotos, kart. ●●

Bruce Lees Kampfstil 1
Grundtechniken. (0473) Von B. Lee, M. Uyehara, 109 S., 220 Abb., kart. ●

Bruce Lees Kampfstil 2
Selbstverteidigungs-Techniken. (0486) Von B. Lee, M. Uyehara, 128 S., 310 Abb., kart. ●

Bruce Lees Kampfstil 3
Trainingslehre. (0503) Von B. Lee, M. Uyehara, 112 S., 244 Abb., kart. ●

Bruce Lees Kampfstil 4
Kampftechniken. (0523) Von B. Lee, M. Uyehara, 104 S., 211 Abb., kart. ●

Bruce Lees Jeet Kune Do
(0440) Von B. Lee, 192 S., mit 105 eigenhändigen Zeichnungen von B. Lee, kart. ●●

Ju-Jutsu 1
Grundtechniken – Moderne Selbstverteidigung. (0276) Von W. Heim, F. J. Gresch, 164 S., 450 s/w-Fotos, 8 Zeichnungen, kart. ●

Ju-Jutsu 2
für Fortgeschrittene und Meister. (0378) Von W. Heim, F. J. Gresch, 160 S., 798 s/w- Fotos, kart. ●●

Ju-Jutsu 3
Spezial-, Gegen- und Weiterführungs-Techniken. (0485) Von W. Heim, F. J. Gresch, 200 S., über 600 s/w-Fotos, kart. ●●

Ju-Jutsu als Wettkampf
(0826) Von G. Kulot, 168 S., 418 s/w-Fotos, 2 Zeichnungen, kart. ●●

Nunchaku
Waffe · Sport · Selbstverteidigung. (0373) Von A. Pflüger, 144 S., 247 Abb., kart. ●●

Shuriken · Tonfa · Sai
Stockfechten und andere bewaffnete Kampfsportarten aus Fernost. (0397) Von A. Schulz, 96 S., 253 s/w-Fotos, kart. ●●

Illustriertes Handbuch des Taekwondo
Koreanische Kampfkunst und Selbstverteidigung. (4053) Von K. Gil, 248 S., 1026 Abb., Pappband. ●●●

Taekwon-Do
Koreanischer Kampfsport. (0347) Von K. Gil, 152 S., 408 Abb., kart. ●●

Taekwondo perfekt 1
Die Formenschule bis zum Blaugurt. (0890) Von K. Gil, Kim Chul-Hwan, 176 S., 439 s/w-Fotos, 107 Zeichnungen, kart. ●●

Aikido
Lehren und Techniken des harmonischen Weges. (0537) Von R. Brand, 280 S., 697 Abb., kart. ●●

Kung-Fu und Tai-Chi
Grundlagen und Bewegungsabläufe. (0367) Von B. Tegner, 182 S., 370 s/w-Fotos, kart. ●●

Kung-Fu
Theorie und Praxis klassischer und moderner Stile. (0376) Von M. Pabst, 160 S., 330 Abb., kart. ●●

Shaolin-Kempo – Kung-Fu
Chinesisches Karate im Drachenstil. (0395) Von R. Czerni, K. Konrad. 246 S., 723 Abb., kart. ●●

Hap Ki Do
Grundlagen und Techniken koreanischer Selbstverteidigung. (0379) Von Kim Sou Bong, 112 S., 153 Abb., kart. ●●

Dynamische Tritte
Grundlagen für den Zweikampf. (0438) Von C. Lee, 96 S., 398 s/w-Fotos, 10 Zeichnungen, kart. ●●

Kickboxen
Fitneßtraining und Wettkampfsport. (0795) Von G. Lemmens, 96 S., 208 s/w-Fotos, 23 Zeichnungen, kart. ●●

Selbstverteidigung
Abwehrtechniken für Sie und Ihn (0853) Von E. Deser, 96 S., 259 s/w-Fotos, kart. ●

Muskeltraining mit Hanteln
Leistungssteigerung für Sport und Fitness. (0676) Von H. Schulz, 108 S., 92 s/w-Fotos, 2 Zeichnungen, kart. ●●

Leistungsfähiger durch Krafttraining
Eine Anleitung für Fitness-Sportler, Trainer und Athleten (0617) Von W. Kieser, 100 S., 20 s/w-Fotos, 62 Zeichnungen, kart. ●

Die Faszination athletischer Körper Bodybuilding
mit Weltmeister Ralf Möller. (4281) Von R. Möller, 128 S., 169 Farbfotos, 14 s/w-Fotos, 1 Farbzeichnung, Pappband. ●●●●

Die hier vorgestellten Bücher, Videokassetten und Software sind in folgende Preisgruppen unterteilt:

● Preisgruppe bis DM 10,–/S 79,–
●● Preisgruppe über DM 10,– bis DM 20,– S 80,– bis S 200,–
●●● Preisgruppe über DM 20,– bis DM 30,– S 161,– bis S 240,–
●●●● Preisgruppe über DM 30,– bis DM 50,– S 241,– bis S 400,–
●●●●● Preisgruppe über DM 50,–/S 401,–
*(unverbindliche Preisempfehlung)

Die Preise entsprechen dem Status beim Druck dieses Verzeichnisses (s. Seite 1) – Änderungen, im besonderen der Preise, vorbehalten –

Bodybuilding
Anleitung zum Muskel- und Konditionstraining für sie und ihn. (0604) Von R. Smolana. 160 S., 171 s/w-Fotos, kart. ●

Hanteltraining zu Hause
(0800) Von W. Kieser, 80 S., 71 s/w-Fotos, 4 Zeichnungen, kart. ●

Fit und gesund
Körpertraining und Bodybuilding zu Hause. (0782) Von H. Schulz, 80 S., 100 Farbfotos, 3 Zeichnungen, kart. ●●

Videokassette
Fit und gesund
(6013) VHS, Laufzeit 30 Minuten, in Farbe.
●●●●*

Bodybuilding für Frauen
Wege zu Ihrer Idealfigur (0661) Von H. Schulz, 108 S., 84 s/w-Fotos, 4 Zeichnungen, kart. ●●

Bodyshaping / Bodybuilding
Mit Anja Albrecht zur Idealfigur. (4405) Von A. Albrecht, 128 S., 164 Farbfotos, 4 s/w-Fotos, 1 Farb- und 1 s/w-Zeichnung, Pappband. ●●●●

Optimale Ernährung
für Krafttraining und Bodybuilding. (0912) Von B. Dahmen, 88 S., 8 Farbtafeln, 8 Zeichnungen, kart. ●

Top-Form im Sport
Ernährungs-Training
Das Erfolgsprogramm für den Ausdauersportler. (0945) Von M. Inzinger, Dipl.-Oec. troph. G. Wagner, 160 S., 31 Farbzeichnungen, 16 Grafiken, kart. ●●

Gesund und leistungsfähig durch Konditionsübungen, Fitneßtraining, Wirbelsäulengymnastik
(0844) Von R. Milser, K. Grafe, 104 S., 99 Farbfotos, 12 Farbzeichnungen, 5 s/w-Zeichnungen, kart. ●●

Stretching
Mit Dehnungsgymnastik zu Entspannung. Geschmeidigkeit und Wohlbefinden. (0717) Von H. Schulz, 80 S. 90 s/w-Fotos, kart. ●

Isometrisches Training
Übungen für Muskelkraft und Entspannung. (0529) Von L. M. Kirsch, 140 S., 162 s/w-Fotos, kart. ●

Gesund und fit durch Gymnastik
(0366) Von H. Pilss-Samek, 132 S., 150 Abb., kart. ●●

Spaß am Laufen
Jogging für die Gesundheit. (0470) Von W. Sonntag, 140 S., 41 s/w-Fotos, 1 Zeichnung, kart. ●

Mein bester Freund, der Fußball
(5107) Von D. Brüggemann, D. Albrecht, 144 S., 171 Abb., kart. ●●

Fußball
Training und Wettkampf. (0448) Von H. Obermann, P. Walz, 166 S., 92 s/w-Zeichnungen, 29 Diagramme, kart. ●●

Handball
Technik · Taktik · Regeln. (0426) Von F. und P. Hattig, 128 S., 91 s/w-Fotos, 121 Farbfotos, kart. ●●

Volleyball
Technik · Taktik · Regeln. (0351) Von H. Huhle, 104 S., 330 Abb., kart. ●

Badminton
Technik · Taktik · Training. (0699) Von K. Fuchs, L. Sologub, 168 S., 51 Abb., kart., ●●

Die neue Tennis-Praxis
Der individuelle Weg zu erfolgreichem Spiel. (4097) Von R. Schönborn, 240 S., 202 Farbzeichnungen, 31 s/w-Abb., Pappband.
●●●●

Erfolgreiche Tennis-Taktik
(4086) Von R. Ford Greene, 160 S. von M. R. Fischer, 182 S., 87 Abb., kart. ●●

Moderne Tennistechnik
(4187) Von G. Lam, 192 S., 339 s/w-Fotos, 91 Zeichnungen, kart. ●●●

Tennis
Technik · Taktik · Regeln. (0375) Von H. Elschenbroich, 112 S., 81 Abb., kart. ●

Tischtennis-Technik
Der individuelle Weg zu erfolgreichem Spiel. (0775) Von M. Perger, 144 S., 296 Abb. kart. ●●

Squash
Ausrüstung · Technik · Regeln. (0539) Von D. von Horn, H.-D. Stünitz, 96 S., 55 s/w-Fotos, 25 Zeichnungen, kart. ●

Golf
Ausrüstung · Technik · Regeln. (0343) Von J. C. Jessop, übersetzt von H. Biemer, mit einem Vorwort von H. Krings, Präsident des Deutschen Golf-Verbandes, 160 S., 65 Abb., Anhang Golfregeln des DGV, kart. ●

Pool-Billard
(0484) Herausgegeben vom Deutschen Pool-Billard-Bund, von M. Bach, K.-W. Kühn, 104 S., mit über 64 Abb., kart. ●

Sportschießen
für jedermann. (0502) Von A. Kovacic, 124 S., 116 s/w-Fotos, kart. ●

Fechten
Florett · Degen · Säbel. (0449) Von E. Beck, 88 S., 185 Fotos, 10 Zeichnungen, kart. ●●

Wir lernen tanzen
Standard- und lateinamerikanische Tänze. (0200) Von E. Fern, 168 S., 118 s/w-Fotos, 47 Zeichnungen, kart. ●

So tanzt man Rock'n'Roll
Grundschritte · Figuren · Akrobatik. (0573) Von W. Steuer und G. Marz, 224 S., 303 Abb., kart. ●●

Tanzen überall
Discofox, Rock'n'Roll, Blues, Langsamer Walzer, Cha-Cha-Cha zum Selberlernen. (0760) Von H. M. Pritzer, 112 S., 128 Farbfotos, kart. ●●

Anmutig und fit durch Bauchtanz
(0911) Von Marta, 120 S., 229 Farbfotos, 6 s/w-Zeichnungen, kart. ●●

Fit mit Stretching
(2304) Von B. Kurz, 96 S., 255 Farbfotos, kart. ●●

Fit mit Tai Chi
als sanfte Körpererfahrung
(2305) Von B. u. K. Moegling, 112 S., 121 Farbfotos, 6 Farb- u. 4 s/w-Zeichnungen, kart. ●●

Fit mit Volleyball
(2302) Von Dr. A. Scherer, 104 S., 27 Farbund 1 s/w-Foto, 12 Farb- und 29 s/w-Zeichnungen, kart. ●●

Fit mit Tanzen
(2303) Von K. Richter, H. Kleinow, 88 S., 94 Farbfotos, kart. ●●

Fit mit Karate
(2308) Von A. Pflüger, 96 S., 134 Farbfotos, 4 s/w-Zeichnungen, kart. ●●

Funboard-Surfen
Material · Technik · Regatten · Internationale Reviere. (4297) Von J. Evans, 144 S., 106 Farbfotos, 9 Farbzeichnungen, 68 zweifarbige und 5 s/w-Zeichnungen, kart. ●●●

Segeln
Der neue Grundschein – Vorstufe zum A-Schein – Mit Prüfungsfragen. (5147) Von C. Schmidt, 80 S., 8 Farbtafeln, 18 Farbfotos, 82 Zeichnungen, kart. ●●

Falken-Handbuch
Angeln
in Binnengewässern und im Meer. (4090) Von H. Oppel, 344 S., 24 Farbtafeln, 66 s/w-Fotos, 151 Zeichnungen, gebunden. ●●●●

Angeln
Kleine Fibel für den Sportfischer. (0198) Von E. Bondick, 96 S., 116 Abb., kart. ●

Sportfischen
Fische – Geräte – Techniken. (0324) Von H. Oppel, 144 S., 49 s/w-Fotos, 8 Farbfotos, kart. ●

Sporttauchen
Theorie und Praxis des Gerätetauchens. (0647) Von S. Müßig, 144 S., 8 Farbtafeln, 35 s/w-Fotos, 89 Zeichnungen, kart. ●●

Ski-Gymnastik
Fit für Piste und Loipe. (0450) Von H. Pilss-Samek, 104 S., 67 s/w-Fotos, 20 Zeichnungen, kart. ●

Alpiner Skisport
Ausrüstung · Techniken · Skigymnastik. (5130) Von K. Meßmann, 128 S., 8 Farbtafeln, 93 s/w-Fotos, 45 Zeichnungen, kart. ●●

Skilanglauf, Skiwandern
Ausrüstung · Techniken · Skigymnastik. (5129) Von T. Reiter und R. Kerler, 80 S., 8 Farbtafeln, 85 Zeichnungen und s/w-Fotos, kart. ●●

Eishockey
Lauf- und Stocktechnik, Körperspiel, Taktik, Ausrüstung und Regeln. (0414) Von J. Čapla, 264 S., 548 s/w-Fotos, 163 Zeichnungen, kart. ●●

Fibel für Kegelfreunde
Sport- und Freizeitkegeln · Bowling. (0191) Von G. Bocsai, 72 S., 62 Abb., kart. ●

Beliebte und neue Kegelspiele
(0271) Von G. Bocsai, 92 S., 62 Abb., kart. ●

111 spannende Kegelspiele
(2031) Von H. Regulski, 88 S., 32 Zeichnungen, kart. ●

Schach

Einführung in das Schachspiel
(0104) Von W. Wollenschläger und K. Colditz, 92 S., 116 Diagramme, kart. ●

Falken-Handbuch Schach
(4051) Von T. Schuster, 360 S., über 340 Diagramme, gebunden. ●●●●

Spielend Schach lernen
(2002) Von T. Schuster, 128 S., kart. ●

Kinder- und Jugendschach
Offizielles Lehrbuch des Deutschen Schachbundes zur Erringung der Bauern-, Turmund Königsdiplome. (0561) Von B. J. Withuis, H. Pfleger, 144 S., 220 Zeichnungen und Diagramme, kart. ●●

Neue Schacheröffnungen
(0478) Von T. Schuster, 108 S., 100 Diagramme, kart. ●

Die hier vorgestellten Bücher, Videokassetten und Software sind in folgende Preisgruppen unterteilt:

● Preisgruppe bis DM 10,–/S 79,–   ●●● Preisgruppe über DM 20,– bis DM 30,–   Preisgruppe über DM 30,– bis DM 50,–
●● Preisgruppe über DM 10,– bis DM 20,–   S 161,– bis S 240,–   S 241,– bis S 400,–
S 80,– bis S 160,–   ●●●●● Preisgruppe über DM 50,–/S 401,–
*(unverbindliche Preisempfehlung)

Die Preise entsprechen dem Status beim Druck dieses Verzeichnisses (s. Seite 2) – Änderungen, im besonderen der Preise, vorbehalten –

FALKEN

Schach für Fortgeschrittene
Taktik und Probleme des Schachspiels.
(0219) Von R. Teschner, 96 S., 85 Diagramme, kart. ●●

Taktische Schachendspiele
(0752) Von J. Nunn, 200 S., 151 Diagramme, kart. ●●

Die Schach-Revanche
Kasparow/Karpow 1986. (0831) Von
O. Borik, H. Pfleger, M. Kipp-Thomas, 144 S.,
19 s/w-Fotos, 72 Diagramme, kart. ●●

Schachstrategie
Ein Intensivkurs mit Übungen und ausführlichen Lösungen. (0584) Von A. Koblenz, dt.
Bearb. von K. Colditz, 212 S., 240 Diagramme, kart. ●●

Schachtraining mit den Großmeistern
(0670) Von H. Bouwmeester, 128 S., 90 Diagramme, kart. ●●

Schach als Kampf
Meine Spiele und mein Weg. (0729) Von
G. Kasparow, 144 S., 95 Diagramme,
9 s/w-Fotos, kart. ●●

Helmut Pflegers
Schachkabinett
Amüsante Aufgaben – überraschende
Lösungen. (0877) Von H. Pfleger, 160 S.,
118 Diagramme, kart. ●●

Die besten Partien deutscher Schachgroßmeister
(4121) Von H. Pfleger, 192 S., 29 s/w-Fotos,
89 Diagramme, Pappband. ●●●

Lehr-, Übungs- und Testbuch der Schachkombinationen
(0649) Von K. Colditz, 184 S., 227 Diagramme, kart. ●●

Die hohe Schule der
Schachkombination
(0920) Von W. Golz, P. Keres, 272 S.,
322 Diagramme, Pappband. ●●

Offizielles Lehrbuch des Deutschen
Schachbundes
Das systematische Schachtraining
Trainingsmethoden, Strategien und
Kombinationen. (0857) Von Sergiu Samarian, 152 S., 159 Diagramme, 1 Zeichnung,
kart. ●●

So denkt ein Schachmeister
Strategische und taktische Analysen.
(0915) Von H. Pfleger, G. Treppner, 120 S.,
75 Diagramme, kart. ●●

FALKEN-SOFTWARE
Das komplette Schachprogramm
Spielen, Trainieren, Problemlösen mit dem
Computer. (7006) Von J. Egger, Diskette für
C 64, C 128 PC, mit Begleitheft. ●●●●●*

Zug um Zug
Schach für Jedermann 1
Offizielles Lehrbuch des Deutschen Schachbundes zur Errringung des Bauerndiploms.
(0648) Von H. Pfleger, E. Kurz, 80 S.,
24 s/w-Fotos, 8 Zeichnungen, 60 Diagramme, kart. ●

Zug um Zug
Schach für Jedermann 2
Offizielles Lehrbuch des Deutschen Schachbundes zur Errringung des Turmdiploms.
(0659) Von H. Pfleger, E. Kurz, 132 S.,
8 s/w-Fotos, 14 Zeichnungen, 78 Diagramme, kart. ●

Zug um Zug
Schach für Jedermann 3
Offizielles Lehrbuch des Deutschen Schachbundes zur Errringung des Königdiploms.
(0728) Von H. Pfleger, G. Treppner, 128 S.,
4 s/w-Fotos, 84 Diagramme, 10 Zeichnungen, kart. ●

Zug um Zug
Schach für Jedermann 1
(7015) Wendediskette für C 64/C 128 PC, mit
Begleitheft. ●●●●*
(7005) Wendediskette für Atari ST 520/
1040, mit Begleitheft. ●●●●●*

Schach mit dem Computer
(0747) Von D. Frickenschmidt, 140 S.,
112 Diagramme, 29 s/w-Fotos, 5 Zeichnungen, kart. ●●

Spiele und Denksport

Kartenspiele
(2001) Von C. D. Grupp, 144 S., kart. ●

**Neues Buch der
siebzehn und vier Kartenspiele**
(0095) Von K. Lichtwitz, 96 S., kart. ●

Alles über Pokern
Regeln und Tricks. (2024) Von C. D. Grupp,
112 S., 29 Kartenbilder, kart. ●

Rommé und Canasta
in allen Variationen. (2025) Von C. D. Grupp,
124 S., 24 Zeichnungen, kart. ●

**Schafkopf, Doppelkopf, Binokel,
Cego, Gaigel, Jaß, Tarock und andere
„Lokalspiele".**
(2015) Von C. D. Grupp, 152 S., kart. ●●

Spielend Skat lernen
unter freundlicher Mitarbeit des Deutschen
Skatverbandes. (2005) Von Th. Krüger,
156 S., 181 s/w-Fotos, 22 Zeichnungen, kart.
●

Das Skatspiel
Eine Fibel für Anfänger. (0206) Von K. Lehnhoff, überarb. von P. A. Höfges, 96 S., kart. ●

Black Jack
Regeln und Strategien des Kasinospiels.
(2032) Von K. Kelbratowski, 88 S., kart. ●

Falken-Handbuch **Patiencen**
Die 111 interessantesten Auslagen. (4151)
Von U. v. Lyncker, 216 S., 108 Abbildungen,
Pappband. ●●●

Patiencen
in Wort und Bild. (2003) Von I. Wolter, 136 S.,
kart. ●

Neue Patiencen
(2036) Von H. Sosna, 160 S., 43 Farbtafeln,
kart. ●●

Falken-Handbuch **Bridge**
Von den Grundregeln zum Turnierspiel.
(4092) Von W. Voigt und K. Ritz, 280 S.,
792 Zeichnungen, gebunden. ●●●

Spielend Bridge lernen
(2012) Von J. Weiss, 108 S., 58 Zeichnungen, kart. ●

Spieltechnik im Bridge
(2004) Von V. Mollo und N. Gardener, deutsche Adaption von D. Schröder, 216 S., kart.
●●

Besser Bridge spielen
Reiztechnik, Spielverlauf und Gegenspiel.
(2026) Von J. Weiss, 144 S., 60 Diagramme,
kart. ●●

Herausforderung im Bridge
200 Aufgaben mit Lösungen. (2033) Von V.
Mollo, 152 S., kart. ●●

Präzisions-Treff im Bridge
(2037) Von E. Jannersten, 152 S., kart. ●●

Kartentricks
(2010) Von T. A. Rosee, 80 S., 13 Zeichnungen, kart. ●

Mah-Jongg
Das chinesische Glücks-, Kombinations- und
Gesellschaftsspiel. (2030) Von U. Eschenbach, 80 S., 30 s/w-Fotos, 5 Zeichnungen,
kart. ●

Neue Kartentricks
(2027) Von K. Pankow, 104 S., 20 Abb., kart. ●

Backgammon
für Anfänger und Könner. (2008) Von G. W.
Fink und G. Fuchs, 116 S., 41 Abb., kart. ●

Würfelspiele
für Jung und alt. (2007) Von F. Pruss,
112 S., 21 s/w-Zeichnungen, kart. ●

Gesellschaftsspiele
für drinnen und draußen. (2006) Von
H. Görz, 128 S., kart. ●

Spiele für Party und Familie
(2014) Von Rudi Carrell, 160 S., 50 Abb.,
kart. ●

Das japanische Brettspiel Go
(2020) Von W. Dörholt, 104 S., 182 Diagramme, kart. ●●

Roulette richtig gespielt
Systemspiele, die Vermögen brachten.
(0121) Von M. Jung, 96 S., zahlreiche
Tabellen, kart. ●

Spielend Roulette lernen
(2034) Von E. P. Caspar, 152 S.,
1 s/w-Foto, 45 Zeichnungen, kart. ●●

Gesellschaftsspiele
für drinnen und draußen. (2006) Von H.
Görz, 128 S., kart. ●

Spiele für Party und Familie
(2014) Von Rudi Carrel, 160 S., 50 Abb. kart. ●

Neue Spiele für Ihre Party
(2022) Von G. Blechner, 120 S., 54 Zeichnungen, kart. ●

Lustige Tanzspiele und Scherztänze
für Partys und Feste. (0165) Von E. Bäulke,
80 S., 53 Abb., kart. ●

Straßenfeste, Flohmärkte und Basare
Praktische Tips für Organisation und Durchführung. (2009) Von H. Schuster, 96 S., 52
Fotos, 17 Zeichnungen, kart. ●●

Zaubertricks für jedermann
(0282) Von J. Merlin, 176 S., 113 Abb., kart.
●●

Zaubern
einfach - aber verblüffend. (2018) Von
D. Bouch, 84 S., 41 Zeichnungen, kart. ●●

Magische Zaubereien
(0672) Von Widenmann, 64 S., 31 Zeichnungen, kart. ●

Kinderspiele
die Spaß machen. (2009) Von H. Müller-Stein, 112 S., 28 Abb., kart. ●

Spiele für Kleinkinder
(2011) Von C. D. Kellermann, 80 S., 23 Abb.,
kart. ●

Spiel und Spaß am Krankenbett
für Kinder und für die ganze Familie. (2035) Von
H. Bücken, 104 S., 97 Zeichnungen, kart. ●●

Die hier vorgestellten Bücher, Videokassetten und Software sind in folgende Preisgruppen unterteilt:

● Preisgruppe bis DM 10,–/S 79,–
●● Preisgruppe über DM 10,– bis DM 20,– S 80,– bis S 160,–
●●● Preisgruppe über DM 20,– bis DM 30,– S 161,– bis S 240,–
●●●● Preisgruppe über DM 30,– bis DM 50,– S 241,– bis S 400,–
●●●●● Preisgruppe über DM 50,–/S 401,–
*(unverbindliche Preisempfehlung)

Die Preise entsprechen dem Status beim Druck dieses Verzeichnisses (s. Seite 1) – Änderungen, insbesondere der Preise, vorbehalten –

Falken-Verlag GmbH · Postfach 1120   D-6272 Niedernhausen/Ts. · Tel.: 0 61 27/70 20

Kasperletheater
Spieltexte und Spielanleitungen · Bastelltips für Theater und Puppen. (0641) Von U. Lietz, 136 S., 4 Farbtafeln, 12 s/w-Fotos, 39 Zeichnungen, kart. ●

Knobeleien und Denksport
(2019) Von K. Rechberger, 142 S., 105 Zeichnungen, kart. ●

Das Geheimnis der magischen Ringe
Alles über das Puzzle vom Würfel-Erfinder. Die schönsten Figuren.
(0878) Von Dr. Ch. Bandelow, 96 S., 198 Zeichnungen, 8 Cartoons, kart. ●

Quiz
Mehr als 1500 ernste und heitere Fragen aus allen Gebieten. (0129) Von R. Sautter und W. Pröve, 88 S., 9 Zeichnungen, kart. ●

500 Rätsel selberraten
(0681) Von E. Krüger, 272 S., kart. ●

501 Rätsel selberraten
(0711) Von E. Krüger, 272 S., kart. ●

Riesen-Kreuzwort-Rätsel-Lexikon
über 250.000 Begriffe. (4197) Von H. Schiefelbein, 1024 S., Pappband. ●●●

Das Super-Kreuzwort-Rätsel-Lexikon
über 150.000 Begriffe. (4279) Von H. Schiefelbein, 688 S., Pappband. ●●

Guten Tag, Kinder!
Neue Texte mit Spielanleitungen fürs Kasperletheater. (0861) Von U. Lietz, 96 S., 18 s/w-Zeichnungen, kart. ●

Kindergeburtstag
Vorbereitung, Spiel und Spaß. (0287) Von Dr. I. Obrig, 136 S., 40 Abb., 11 Zeichnungen, 9 Lieder mit Noten, kart. ●

Kindergeburtstage die keiner vergißt
Planung, Gestaltung, Spielvorschläge. (0698) Von G. und G. Zimmermann, 102 S., 80 Vignetten, kart. ●

Kinderfeste
daheim und in Gruppen. (4033) Von G. Blechner, 240 S., 320 Abb., kart. ●

Scherzfragen, Drudel und Blödeleien
gesammelt von Kindern. (0506) Hrsg. von W. Pröve, 112 S., 57 Zeichnungen, kart. ●

Humor und Unterhaltung

Heitere Vorträge und witzige Reden
Lachen, Witz und gute Laune. (0149) Von E. Müller, 104 S., 44 Abb., kart. ●

Heitere Vorträge
(0528) Von E. Müller, 128 S., 14 Zeichnungen, kart. ●

Die große Lachparade
Neue Texte für heitere Vorträge und Ansagen. (0188) Von E. Müller, 80 S., kart. ●

So feiert man Feste fröhlicher
Heitere Vorträge und Gedichte. (0098) Von Dr. Allos, 96 S., 15 Abb., kart. ●

Lustige Vorträge für fröhliche Feiern
(0284) Von K. Lehnhoff, 96 S., kart. ●

Vergnügliches Vortragsbuch
(0091) Von J. Plaut, 192 S., kart. ●

Humor und Stimmung
Ein heiteres Vortragsbuch. (0460) Von G. Wagner, 112 S., kart. ●

Humor und gute Laune
Ein heiteres Vortragsbuch. (0635) Von G. Wagner, 112 S., 5 Zeichnungen, kart. ●

Gereimte Vorträge
für Bühne und Bütt. (0567) Von G. Wagner, 96 S., kart. ●

Damen in der Bütt
Scherze, Büttenreden, Sketsche. (0354) Von T. Müller, 136 S., kart. ●

Narren in der Bütt
Leckerbissen aus dem rheinischen Karneval. (0216) Zusammengestellt von T. Lücker, 112 S., kart. ●

Rings um den Karneval
Karnevalsscherze und Büttenreden. (0130) Von Dr. Allos, 144 S., 2 Zeichnungen, kart. ●●

Helau und Alaaf 1
Närrisches aus der Bütt. (0304) Von E. Müller, 112 S., 4 Zeichnungen, kart. ●

Helau und Alaaf 2
Neue Büttenreden. (0477) Von E. Luft, 104 S., kart. ●

Helau und Alaaf 3
Neue Reden für die Bütt. (0832) Von H. Fauser, 144 S., 13 Zeichnungen, kart. ●

Wir feiern Karneval
Festgestaltung und Reden für die närrische Zeit. (0904) Von M. Zweigler, 120 S., 4 Zeichnungen, kart. ●

Tolle Sketche
mit zündenden Pointen – zum Nachspielen. (0656) Von E. Cohrs, 112 S., kart. ●

Vergnügliche Sketche
(0476) Von H. Pillau, 96 S., 7 Zeichnungen, kart. ●

Fidele Sketche und heitere Vorträge
Humor zum Nachspielen. (0157) Von H. Ehnle. 96 S., kart. ●

Vorhang auf!
Neue Sketche für jung und alt. (0898) Von H. Pillau, 96 S., 22 Zeichnungen, kart. ●

Sketche und spielbare Witze
für bunte Abende und andere Feste. (0445) Von H. Friedrich, 120 S., 7 Zeichnungen, kart. ●

Sketche
Kurzspiele zu amüsanter Unterhaltung. (0247) Von M. Gering, 132 S., 16 Abb., kart. ●

Witzige Sketche zum Nachspielen
(0511) Von D. Hallervorden, 160 S., kart. ●●

Sketche und Blackouts zum Nachspielen
(0941) Von E. Cohrs, 112 S., 12 Zeichnungen, kart. ●

Locker vom Hocker
Witzige Sketche zum Nachspielen. (4262) Von W. Güler, 144 S., 41 Zeichnungen, Pappband. ●●

Phantasievolles Schminken
Verzaubernde Gesichter für Maskeraden, Laienspiel und Kinderfeste. (0907) Hrsg. von Y. u. H. Nadolny, 64 S., 227 Farbfotos, kart. ●●

Die Kleidermotte ernährt sich von nichts, sie frißt nur Löcher
Stilblüten, Sprüche und Widersprüche aus Schule, Zeitung, Rundfunk und Fernsehen. (0738) Von P. Haas, D. Kroppach, 112 S., zahlreiche Abb. kart. ●

Da lacht das Publikum
Neue lustige Vorträge für viele Gelegenheiten. (0716) Von H. Schmalenbach, 104 S., kart. ●

Witzig, witzig
(0507) Von E. Müller, 128 S., 16 Zeichnungen, kart. ●

Die besten Witze und Cartoons des Jahres 1
(0454) Hrsg. von K. Hartmann, 288 S., 125 Zeichnungen, geb. ●●

Die besten Witze und Cartoons des Jahres 4
(0579) Hrsg. von K. Hartmann, 288 S., 140 Zeichnungen, Pappband. ●●

Die besten Witze und Cartoons des Jahres 5
(0642) Hrsg. von K. Hartmann, 288 S., 88 Zeichnungen, Pappband. ●●

Die besten Witze und Cartoons des Jahres 6
(0916) Hrsg. von D. Kroppach, 288 S., 84 Zeichnungen, Pappband. ●●

Das Superbuch der Witze
(4146) Von B. Bornheim, 504 S., 54 Cartoons, Pappband. ●●

Witze
Lachen am laufenden Band (4241) Von J. Burkert, D. Kroppach, 400 S., 41 Zeichnungen, Pappband. ●●

Heller Wahnwitz
(0887) Von D. Kroppach, 220 S., 200 Vignetten, kart. ●

Spaßvögel
Über sexhundert komische Nummern. (0888) Von E. Zeller, mit Limericks von W. Müller, 220 S., 200 Vignetten, kart. ●

Total bescheuert
Kinder- und Schülerwitze. (0889) Von G. Geßner und E. Zeller, 220 S., 200 Vignetten, kart. ●

Die besten Beamtenwitze
(0574) Hrsg. von W. Pröve, 112 S., 59 Cartoons, kart. ●

Die besten Kalauer
(0705) Von K. Frank, 112 S., 12 Zeichnungen, kart., ●

Robert Lembkes Witzauslese
(0325) Von Robert Lembke, 160 S., 10 Zeichnungen von E. Köhler, Pappband. ●●

Fred Metzlers Witze mit Pfiff
(0368) Von F. Metzler, 112 S., kart. ●

O frivol ist mir am Abend
Pikante Witze von Fred Metzler. (0388) Von F. Metzler, 128 S., mit Karikaturen, kart. ●

Herrenwitze
(0589) Von G. Wilhelm, 112 S., 31 Zeichnungen, kart. ●

Witze am laufenden Band
(0461) Von F. Asmussen, 118 S., kart. ●

Horror zum Totlachen

Gruselwitze
(0536) Von F. Lautenschläger, 96 S., 44 Zeichnungen, kart. ●

Die besten Ostfriesenwitze
(0495) Hrsg. von O. Freese, 80 S., 15 Zeichnungen, kart. ●

Olympische Witze
Sportlerwitze in Wort und Bild. (0505) Von W. Willnat, 112 S., 126 Zeichnungen, kart. ●

Ich lach mich kaputt! Die besten Kinderwitze
(0545) Von E. Hannemann, 128 S., 15 Zeichnungen, kart. ●

Die hier vorgestellten Bücher, Videokassetten und Software sind in folgende Preisgruppen unterteilt:

● Preisgruppe bis DM 10,–/S 79,–
●● Preisgruppe über DM 10,– bis DM 20,– S 80,– bis S 160,–
●●● Preisgruppe über DM 20,– bis DM 30,– S 161,– bis S 240,–
●●●● Preisgruppe über DM 30,– bis DM 50,– S 241,– bis S 400,–
●●●●● Preisgruppe über DM 50,–/S 401,–
*(unverbindliche Preisempfehlung)

Die Preise entsprechen dem Status beim Druck dieses Verzeichnisses (s. Seite 2) – Änderungen, im besonderen der Preise, vorbehalten

Falken-Verlag GmbH · Postfach 1120   FALKEN   D-6272 Niedernhausen/Ts. · Tel.: 06127/7020

Lach mit!
Witze für Kinder, gesammelt von Kindern. (0468) Hrsg. von W. Pröve, 96 S., 17 Zeichnungen, kart. ●

Die besten Kinderwitze
(0757) Von K. Rank, 112 S., 28 Zeichnungen, kart. ●

Lustige Sketche für Jungen und Mädchen
Kurze Theaterstücke für Jungen und Mädchen. (0669) Von U. Lietz und U. Lange, 104 S., kart. ●

Spielbare Witze für Kinder
(0824) Von H. Schmalenbach, 128 S., 30 Zeichnungen, kart. ●

Garten, Tiere, Umwelt

Garten heute
Der moderne Ratgeber · Über 1000 Farbbilder. (4283) Von H. Jantra, 384 S., über 1000 Farbabbildungen, Pappband. ●●●●

Das Gartenjahr
Arbeitsplan für den Hobbygärtner. (4075) Von G. Bambach, 152 S., 16 Farbtafeln, 141 Abb., kart. ●●

Gärtner Gustavs Gartenkalender
Arbeitspläne · Pflanzenporträts · Gartenlexikon. (4155) Von G. Schoser, 120 S., 146 Farbfotos, 13 Tabellen, 203 farbige Zeichnungen, Pappband. ●●●

Der richtige Schnitt von Obst- und Ziergehölzen, Rosen und Hecken
(0619) Von E. Zettl, 88 S., 8 Farbtafeln, 39 Zeichnungen, 21 s/w-Fotos, kart. ●

Blumenpracht im Garten
(5014) Von I. Manz, 64 S., 93 Farbfotos, Pappband. ●●

Blütenpracht in Haus und Garten
(4145) Von M. Haberer, u. a., 352 S., 1012 Farbfotos, Pappband. ●●●●

Sag's mit Blumen
Pflege und Arrangieren von Schnittblumen. (5103) Von P. Möhring, 64 S., 68 Farbfotos, 2 s/w-Abb., Pappband. ●●

Grabgestaltung
Bepflanzung und Pflege zu jeder Jahreszeit. (5120) Von N. Uhl, 64 S., 77 Farbfotos, 2 Zeichnungen, Pappband. ●●

Wintergärten
Das Erlebnis, mit der Natur zu wohnen. Planen, Bauen und Gestalten. (4256) Von LOG, ID, 136 S., 130 Farbfotos, 107 Zeichnungen, Pappband. ●●●●

Häuser in lebendigem Grün
Fassaden und Dächer mit Pflanzen gestalten. (0846) Von M. Mehl, K. Werk, 88 S., 116 Farbfotos, 4 Farb- und 17 s/w-Zeichnungen, kart. ●●

Rund ums Jahr erfolgreich gärtnern
Gewächshäuser
planen · bauen · einrichten · nutzen. (4408) Von Dr. G. Schoser, J. Wolff, 232 S., 315 Farbfotos, 5 s/w-Fotos, 53 Farbzeichnungen, Pappband. ●●●●

Gartenteiche und Wasserspiele
planen, anlegen und pflegen. (4083) Von H. R. Sikora, 160 S., 31 Farb- und 31 s/w-Fotos, 73 Zeichnungen, Pappband. ●●●

Wasser im Garten
Von der Vogeltränke zum Naturteich – Natürliche Lebensräume selbst gestalten. (4230) Von H. Hendel, P. Keßeler, 240 S., 247 Farbfotos, 68 Farbzeichnungen, Pappband. ●●●●●

Mein kleiner Gartenteich
planen – anlegen – pflegen (0851) Von I. Polaschek, 144 S., 85 Farbfotos, 10 Farbzeichnungen, kart. ●●

Leben im Naturgarten
Der Biogärtner und seine gesunde Umwelt. (4124) Von N. Jorek, 128 S., 68 s/w-Fotos, kart. ●●

So wird mein Garten zum Biogarten
Alles über die Umstellung auf naturgemäßen Anbau. (0706) Von I. Gabriel, 128 S., 73 Farbfotos, 54 Farbzeichnungen, kart. ●●

Gesunde Pflanzen im Biogarten
Biologische Maßnahmen bei Schädlingsbefall und Pflanzenkrankheiten. (0707) Von I. Gabriel, 128 S., 126 Farbfotos, 12 Farbzeichnungen, kart. ●●

Kosmische Einflüsse auf unsere Gartenpflanzen
Sterne beeinflussen Wachstum und Gesundheit der Pflanzen. (0708) Von I. Gabriel, 112 S., 57 Farbfotos, 43 Farbzeichnungen, kart. ●●

Der Biogarten unter Glas und Folie
Ganzjährig erfolgreich ernten. (0722) Von I. Gabriel, 128 S., 62 Farbfotos, 45 Farbzeichnungen, kart. ●●

Obst und Beeren im Biogarten
Gesunde und schmackhafte Früchte durch natürlichen Anbau. (0780) Von I. Gabriel, 128 S., 38 Farbfotos, 71 Farbzeichnungen, kart. ●●

Kräuter und Heilpflanzen im Biogarten
Gesunde Ernte durch natürlichen Anbau. (0929) Von I. Gabriel, 112 S., 63 Farbfotos, 19 Farbzeichnungen, kart. ●●

Neuanlage eines Biogartens
Planung, Bodenvorbereitung, Gestaltung. (0721) Von I. Gabriel, 128 S., 73 Farbfotos, 39 Zeichnungen, kart. ●●

Der biologische Zier- und Wohngarten
Planen, Vorbereiten, Bepflanzen und Pflegen. (0748) Von I. Gabriel, 128 S., 72 Farbfotos, 46 Farbzeichnungen, kart. ●●

Gemüse im Biogarten
Gesunde Ernte durch naturgemäßen Anbau (0830) Von I. Gabriel, 128 S., 26 Farbfotos, 86 Farbzeichnungen, kart. ●●

Erfolgreich gärtnern
durch naturgemäßen Anbau (4252) Von I. Gabriel, 416 S., 176 Farbfotos, 212 Farbzeichnungen, Pappband. ●●●

Das Bio-Gartenjahr
Arbeitsplan für naturgemäßes Gärtnern. (4169) Von N. Jorek, 128 S., 8 Farbtafeln, 70 s/w-Abb. kart. ●●

Selbstversorgung aus dem eigenen Anbau
Reichen Erntesegen verwerten und haltbar machen. (4182) Von M. Bustorf-Hirsch, M. Hirsch, 216 S., 270 Farbfotos, Pappband. ●●●

Mischkultur im Nutzgarten
Mit Jahreskalender und Anbauplänen. (0651) Von H. Oppel, 112 S., 8 Farbtafeln, 23 s/w-Fotos, 29 Zeichnungen, kart. ●●

Erfolgreich gärtnern mit Frühbeet und Folie
(0828) Von Dr. Gustav Schoser, 88 S., 8 Farbtafeln, 46 s/w-Fotos, kart. ●

Erfolgstips für den Gemüsegarten
Mit naturgemäßem Anbau zu höherem Ertrag. (0674) Von F. Mühl, 80 S., 30 s/w-Fotos, 4 Zeichnungen, kart. ●

Erfolgstips für den Obstgarten
Gesunde Früchte durch richtige Sortenwahl und Pflege. (0827) Von F. Mühl, 184 S., 16 Farbtafeln, 33 Farbfotos, kart. ●●

Erfolgstips für den Zierkarten
Schmuckpflanzen und Rasen richtig pflegen. (0930) Von F. Mühl, 156 S., 12 Farbtafeln, 26 s/w–Zeichnungen, kart. ●●

Gemüse, Kräuter, Obst aus dem Balkongarten – Erfolge ernten auf kleinstem Raum. (0694) Von S. Stein, 32 S., 34 Farbfotos, 6 Zeichnungen, Spiralbindung, kart. ●

Keime, Sprossen, Küchenkräuter
am Fenster ziehen – rund ums Jahr. (0658) Von F. und M. Jantzen, 32 S., 55 Farbfotos, Pappband. ●

Balkons in Blütenpracht
zu allen Jahreszeiten. (5047) Von N. Uhl, 64 S., 80 Farbfotos, Pappband. ●●

Kletterpflanzen
Rankende Begrünung für Fassade, Balkon und Garten. (5140) Von M. Haberer, 64 S., 70 Farbabb., 2 Zeichnungen, Pappband. ●●

Mein Kräutergarten rund ums Jahr
Täglich schnittfrisch und gesund würzen. (4192) Von Prof. Dr. G. Lysek, 136 S., 15 Farbtafeln, 91 Zeichnungen, kart. ●●●

Blühende Zimmerpflanzen
94 Arten mit Pflegeanleitungen. (5010) Von R. Blaich, 64 S., 107 Farbfotos, Pappband. ●●

Prof. Stelzers grüne Sprechstunde Gesunde Zimmerpflanzen
Krankheiten erkennen und behandeln · Mit neuem Diagnosesystem. (4274) Von Prof. Dr. G. Stelzer, 192 S., 410 Farbfotos, 10 s/w-Zeichnungen, Pappband. ●●●●

365 Erfolgstips für schöne Zimmerpflanzen
(0893) Von H. Jantra, 144 S., 215 Farbfotos, kart. ●●

Videokassette Pflanzenjournal
Blumen- und Pflanzenpflege im Jahresablauf. (4656) VHS, ca. 30 Min., in Farbe, ●●●●*

Blütenpracht in Groilt 2000
Der neue, mühelose Weg zu farbenprächtigen Zimmerpflanzen. (5127) Von G. Vocke, 64 S., 50 Farbfotos, Pappband. ●●

Ziergräser
Über 100 Arten erfolgreich kultivieren. (0829) Von H. Jantra, 104 S., 73 Farbfotos, 6 Farbzeichnungen, kart. ●●

Bonsai
Japanische Miniaturbäume und Miniaturlandschaften. Anzucht, Gestaltung und Pflege. (4091) Von B. Lesniewicz, 176 S., 106 Farbfotos, 46 s/w-Fotos, 115 Zeichnungen, gebunden. ●●●●●

Zimmerbäume, Palmen und andere Blattpflanzen
Standort, Pflege, Vermehrung, Schädlinge. (5111) Von G. Schoser, 96 S., 98 Farbfotos, 7 Zeichnungen, Pappband. ●●

Die hier vorgestellten Bücher, Videokassetten und Software sind in folgende Preisgruppen unterteilt:

● Preisgruppe bis DM 10,–/S 79,–
●● Preisgruppe über DM 10,– bis DM 20,–/S 80,– bis S 160,–
●●● Preisgruppe über DM 20,– bis DM 30,–/S 161,– bis S 240,–
●●●● Preisgruppe über DM 30,– bis DM 50,–/S 241,– bis S 400,–
●●●●● Preisgruppe über DM 50,–/S 401,–
*(unverbindliche Preisempfehlung)

Die Preise entsprechen dem Status beim Druck dieses Verzeichnisses (s. Seite 1) – Änderungen in der Ausstattung, im besonderen der Preise, vorbehalten.

Biologisch zimmergärtnern
Zier- und Nutzpflanzen natürlich pflegen.
(4144) Von N. Jorek, 152 S., 15 Farbtafeln,
120 s/w-Fotos, Pappband. ●●

Zimmerpflanzen in Hydrokultur
Leitfaden für problemlose Blumenpflege.
(0660) Von H.-A. Rotter, 32 S., 76 Farbfotos,
8 farbige Zeichnungen, Pappband, ●

Kakteen und andere Sukkulenten
300 Arten mit über 500 Farbfotos. (4116)
Von G. Andersohn, 316 S., 520 Farbfotos,
193 Zeichnungen, Pappband. ●●●●

Fibel für Kakteenfreunde
(0199) Von H. Herold, 102 S., 23 Farbfotos,
37 s/w-Fotos, kart. ●

Kakteen
Herkunft, Anzucht, Pflege, Arten. (5021) Von
W. Hoffmann, 64 S., 70 Farbfotos, Pappband.
●●

**Faszinierende Formen und Farben
Kakteen**
(4211) Von K. und F. Schild, 96 S., 127 Farbfotos, Pappband. ●●●

Falken-Handbuch Orchideen
Lebensraum, Kultur, Anzucht und Pflege.
(4231) Von G. Schoser, 144 S., 121 Farbfotos,
28 Farbzeichnungen, Pappband. ●

Vogelhäuschen, Nistkästen, Vogeltränken
mit Plänen und Anleitungen zum Selbstbau.
(0695) Von J. Zech 32 S., 42 Farbfotos,
6 Zeichnungen, kart. ●

**Falken-Handbuch
Umweltschutz**
Das Öko-Testbuch zur Eigeninitiative. (4160)
Von M. Häfner, 352 S., 411 Farbf., 152 Farbzeichnungen, Pappband. ●●●●

Pilze
erkennen und benennen. (0380) Von J. Raithelhuber, 136 S., 110 Farbfotos, kart. ●●

Falken-Handbuch Pilze
Mit über 250 Farbfotos und Rezepten. (4061)
Von M. Knoop, 276 S., 250 Farbfotos,
Pappband. ●●●●

Speisepilze aus eingener Zucht
Anbau · Pflege · Zubereitung
(0909) Von U. Groos, 72 S., 8 Farbtafeln,
16 s/w-Fotos, Pappband. ●

Grizimek Juniors BUNTE TIERWELT
(4295) Von Chr. Grizimek, 208 S., 308 Farbfotos, Pappband. ●●●

Falken-Handbuch Katzen
(4158) Von B. Gerber, 176 S., 294 Farb- und
88 s/w-Fotos, Pappband. ●●●●

Katzen
Rassen · Haltung · Pflege. (4216) Von
B. Eilert-Overbeck, 96 S., 82 Farbfotos, Pappband. ●●

Das neue Katzenbuch
Rassen – Aufzucht – Pflege. (0427) Von
B. Eilert-Overbeck, 136 S., 14 Farbfotos,
26 s/w-Fotos, kart. ●

Katzenkrankheiten
Erkennung und Behandlung. Steuerung des
Sexualverhaltens. (0652) Von Dr. med. vet.
R. Spangenberg, 128 S., 64 s/w-Fotos,
4 Zeichnungen, kart. ●

Falken-Handbuch Hunde
(4118) Von H. Bielfeld, 176 S., 222 Farbund 73 s/w-Abb., Pappband. ●●●●

Hunde
Rassen · Erziehung · Haltung. (4209) Von
H. Bielfeld, 96 S., 101 Farbfotos, Pappband.
●●●

Das neue Hundebuch
Rassen · Aufzucht · Pflege. (0009) Von
W. Busack, überarbeitet von Dr. med. vet.
A. H. Hacker und H. Bielfeld, 112 S., 8 Farbtafeln, 27 s/w-Fotos, 6 Zeichnungen, kart. ●

**Falken-Handbuch
Der Deutsche Schäferhund**
(4077) Von U. Förster, 228 S., 160 Abb.,
Pappband. ●●●

Der Deutsche Schäferhund
Aufzucht, Pflege und Ausbildung. (0073) Von
A. Hacker, 104 S., 56 Abb., kart. ●

Dackel, Teckel, Dachshund
Aufzucht · Pflege · Ausbildung. (0508) Von
M. Wein-Gysae, 112 S., 4 Farbtafeln, 43 s/w-Fotos, 2 Zeichnungen, kart. ●

Hundeausbildung
Verhalten – Gehorsam – Abrichtung. (0346)
Von Prof. Dr. R. Menzel, 96 S., 18 Fotos, kart. ●

Grundausbildung für Gebrauchshunde
Schäferhund, Boxer, Rottweiler, Dobermann,
Riesenschnauzer, Airedaleterrier, Hovawart
und Bouvier. (0801) Von M. Schmidt und
W. Koch, 104 S., 8 Farbtafeln, 51 s/w-Fotos,
5 s/w-Zeichnungen, kart. ●

Hundekrankheiten
Erkennung und Behandlung, Steuerung des
Sexualverhaltens. (0570) Von Dr. med. vet.
R. Spangenberg, 128 S., 68 s/w-Fotos,
10 Zeichnungen, kart. ●

Falken-Handbuch Pferde
(4186) Von H. Werner, 176 S., 196 Farb-und
50 s/w-Fotos, 100 Zeichnungen, Pappband.
●●●●

Wellensittiche
Arten · Haltung · Pflege · Sprechunterricht ·
Zucht. (5136) Von H. Bielfeld, 64 S., 59 Farbfotos, Pappband. ●●

Papageien und Sittiche
Arten · Pflege · Sprechunterricht.
(0591) Von H. Bielfeld, 112 S., 8 Farbtafeln,
kart. ●

Geflügelhaltung als Hobby
(0749) Von M. Baumeister, H. Meyer, 184 S.,
8 Farbtafeln, 47 s/w-Fotos, 15 Zeichnungen,
kart. ●

Das Süßwasser-Aquarium
Einrichtung · Pflege · Fische · Pflanzen.
(0153) Von H. J. Mayland, 152 S., 16 Farbtafeln, 43 s/w-Zeichnungen, kart. ●●

**Falken-Handbuch
Süßwasser-Aquarium**
(4191) Von H. J. Mayland, 288 S., 564 Farbfotos, 75 Zeichnungen, Pappband. ●●●●

Tiere im Wassergarten
(0808) Von Dr. med. vet. E. M. Bartenschlager, 96 S., 84 Farbfotos, 7 Zeichnungen,
kart. ●

**DIE TIERSPRECHSTUNDE
Sittiche und kleine Papageien**
(0864) Von Dr. med. vet. E. M. Bartenschlager, 88 S., 84 Farbfotos, 9 Zeichnungen,
kart. ●

**DIE TIERSPRECHSTUNDE
Junge Katzen**
(0862) Von Dr. med. vet. E. M. Bartenschlager, 72 S., 40 Farbfotos, 4 Farbzeichnungen,
kart. ●

**DIE TIERSPRECHSTUNDE
Alles über Igel in Natur und Garten**
(0810) Von Dr. med. vet. E. M. Bartenschlager, 68 S., 51 Farbfotos, kart. ●

**DIE TIERSPRECHSTUNDE
Alles über Meerschweinchen**
(0809) Von Dr. med. vet. E. M. Bartenschlager, 72 S., 43 Farbfotos, 11 Farbzeichnungen,
kart. ●

**DIE TIERSPRECHSTUNDE
Alles über junge Hunde**
(0863) Von Dr. med. vet. E. M. Bartenschlager, 64 S., 49 Farbfotos, 6 Zeichnungen,
kart. ●

**DIE TIERSPRECHSTUNDE
Richtige Hundeernährung**
(0811) Von Dr. med. vet. E. M. Bartenschlager,
80 S., 51 Farbfotos, 4 Farbzeichnungen, kart. ●

Dinosaurier
und andere Tiere der Urzeit. (4219) Von
G. Alschner, 96 S., 81 Farbfotos, Pappband,
4 Fotos, Pappband. ●●●

Mensch und Gesundheit

Die Frau als Hausärztin
Der unentbehrliche Ratgeber für die Gesundheit. (4072) Von Dr. med. A. Fischer-Dückelmann, 808 S., 14 Farbtafeln, 146 s/w-Fotos,
203 Zeichnungen, Pappband. ●●

Dr. Reitners großes Gesundheitslexikon
Mit über 5000 Stichwörtern.
(4282) Von Dr. med. H.-J. Lewitzka-Reitner,
in Zusammenarbeit mit P. Janknecht und
U. Kannapinn, 504 S., 224 s/w-Abbildungen,
Pappband. ●●

Sexualberatung
(0402) Von Dr. med. M. Röhl, 168 S., 8 Farbtafeln,
17 Zeichnungen, Pappband. ●●

Die Kunst des Stillens
nach neuesten Erkenntnissen
(0701) Von Prof. Dr. med. E. Schmidt,
S. Brunn, 112 S., 20 Fotos und Zeichnungen,
kart. ●

Wenn Sie ein Kind bekommen
(4003) Von U. Klamroth, Dr. med. H. Oster,
240 S., 86 s/w-Fotos, 30 Zeichnungen, kart.
●●●

**Der moderne Ratgeber
Wir werden Eltern**
Schwangerschaft · Geburt · Erziehung des
Kleinkindes. (4269) Von B. Nees-Delaval,
376 S., 335 zweifarbige Abbildungen,
Pappband. ●●

Vorbereitung auf die Geburt
Schwangerschaftsgymnastik, Atmung, Rückbildungsgymnastik. (0251) Von S. Buchholz,
112 S., 98 s/w-Fotos, kart. ●

Wie soll es heißen?
(0211) Von D. Köhr, 136 S., kart. ●

Das Babybuch
Pflege · Ernährung · Entwicklung. (0531) Von
A. Burkert, 128 S., 16 Farbtafeln,
38 s/w-Fotos, 30 Zeichnungen, kart. ●●

Wenn der Mensch zum Vater wird
Ein heiter-besinnlicher Ratgeber. (4259) Von
D. Zimmer, 160 S., 20 Zeichnungen,
Pappband. ●●

Wenn Kinder krank werden
Medizinischer Ratgeber für Eltern.
(4240) Von Dr. med. I. J. Chasnoff, B. Nees-Delaval, 232 S., 163 Zeichnungen, Pappband. ●●●

Die hier vorgestellten Bücher, Videokassetten und Software sind in folgende Preisgruppen unterteilt:

● Preisgruppe bis DM 10,–/S 79,–   ●●● Preisgruppe über DM 20,– bis DM 30,–   ●●●● Preisgruppe über DM 30,– bis DM 50,–
●● Preisgruppe über DM 10,– bis DM 20,–   S 161,– bis S 240,–   S 241,– bis S 400,–
         S 80,– bis S 160,–   ●●●●● Preisgruppe über DM 50,–/S 401,–
                                                                                *(unverbindliche Preisempfehlung)

Die Preise entsprechen dem Status beim Druck dieses Verzeichnisses (s. Seite 1) – Änderungen, im besonderen der Preise, vorbehalten –

FALKEN

Falken-Verlag GmbH · Postfach 1120   D-6272 Niedernhausen/Ts. · Tel.: 06127/7020

Psycho-Tests
– Erkennen Sich sich selbst. (0710) Von B. M. Nash, R. B. Monchick, 304 S., 81 Zeichnungen, kart. ●●
FALKEN-SOFTWARE
Ego-Tests
Sich und andere besser erkennen und verstehen. (7012) Diskette für IBM PC kompatible (MS DOS) mit Begleitheft. ●●●●●*
Frauenträume – Männerträume
und ihre Bedeutung. (4198) Von G. Senger, 272 S., mit Traumlexikon, Pappband. ●●●
Wie Sie im Schlaf das Leben meistern
Schöpferisch träumen
Der Klartraum als Lebenshilfe.
(4258) Von Prof. D. P. Tholey, K. Utecht. 256 S., 1 s/w-Foto, 20 Zeichnungen, Pappband. ●●●
So deutet man Träume
Die Bildersprache des Unbewußten. (0444) Von G. Haddenbach, 160 S., Pappband. ●
Bildatlas des menschlichen Körpers
(4177) Von G. Pogliani, V. Vannini, 112 S., 402 Farbabb. 28 s/w-Fotos, Pappband. ●●●
Ratgeber Aids
Entstehung, Ansteckung, Krankheitsbilder, Heilungschancen, Schutzmaßnahmen.
(0803) Von B. Baartman, Vorwort von Dr. med. H. Jäger, 112 S., 8 Farbtafeln, 4 Grafiken, kart. ●●
Enzyme
Vitalstoffe für die Gesundheit. (0677) Von G. Leibold, 96 S., kart. ●
Heilfasten
(0713) Von G. Leibold, 108 S., kart. ●
Besser leben durch Fasten
(0841) Von G. Leibold, 100 S., kart. ●
Fastenkuren
Wege zur gesunden Lebensführung. Rezepte und Tips für die Nachfastenzeit. Kurzfasten · Saftfastenkuren · Fastenschalttage · Heilfasten. (4248) Von Ha. A. Mehler, H. Keppler, 144 S., 16 s/w-Fotos, 9 Zeichnungen, Pappband. ●●●
Aus dem Schatz der Naturmedizin
Heilkräuterkuren
(4268) Von Dr. med. E. Rauch, Dr. rer. nat. P. Kruletz, 144 S., 49 Zeichnungen, rer. ●●
Rheuma behandeln und lindern
Mit einem Vorwort von Dr. med. Max-Otto Bruker. (0836) Von G. Leibold, 100 S., kart. ●
Die echte Schroth-Kur
(0797) Von Dr. med. R. Schroth, 88 S., 2 s/w-Fotos, kart. ●
Streß bewältigen durch Entspannung
(0834) Von Dr. med. Chr. Schenk, 88 S., 29 Zeichnungen, kart. ●
Gesundheit und Spannkraft durch Yoga
(0321) Von L. Frank und U. Ebbers, 112 S., 50 s/w-Fotos, kart. ●
Yoga für jeden
(0341) Von K. Zebroff, 156 S., 135 Abb., Spiralbindung, ●●
Yoga für Schwangere
Der Weg zur sanften Geburt. (0777) Von V. Bolesta-Hahn, 108 S., 76 zweifarbige Abb. kart. ●●
Yoga gegen Haltungsschäden und Rückenschmerzen
(0394) Von A. Raab, 104 S., 215 Abb., kart. ●
Bauch, Taille und Hüfte gezielt formen durch
Aktiv-Yoga
(0709) Von K. Zebroff, 112 S., 102 Farbfotos, kart. ●●

Hypnose und Autosuggestion
Methoden – Heilwirkungen – praktische Beispiele. (0483) Von G. Leibold, 120 S., 9 Illustrationen, kart. ●
Kneippkuren zu Hause
(0779) Von G. Leibold, 112 S., 25 Zeichnungen, kart. ●
Krebsangst und Krebs behandeln
Mit einem Vorwort von Prof. Dr. med. Friedrich Douwes. (0839) Von G. Leibold, 104 S., kart. ●
Allergien behandeln und lindern
Mit einem Vorwort von Prof. Dr. med. Axel Stemmann. (0840) Von G. Leibold, 104 S., 4 Zeichnungen, kart. ●
Besser sehen durch Augentraining
Ein Gesundheitsprogramm zur Verbesserung des Sehvermögens. (0914) Von K. Schutt, B. Rumpler, 96 S., 32 s/w-Zeichnungen, kart. ●
Darmleiden
Krankheitsbilder, Behandlung, Selbstbehandlung, richtige Lebensführung und Ernährung. (0798) Von Dr. med. K. Steffens, 112 S., 46 Zeichnungen, kart. ●
Massage
(0750) Von B. Rumpler, K. Schutt, 112 S., 116 zweifarbige Zeichnungen, kart. ●●
Fußmassage
Reflexzonentherapie am Fuß (0714) Von G. Leibold, 96 S., 38 Zeichnungen, kart. ●
Rheuma und Gicht
Krankheitsbilder, Behandlung, Therapieverfahren, Selbstbehandlung, Richtige Lebensführung und Ernährung. (0712) Von Dr. J. Höder, J. Bandick, 104 S., kart. ●
Diabetes
Krankheitsbild, Therapie, Kontrollen, Schwangerschaft, Sport, Urlaub, Alltagsprobleme, Neueste Erkenntnisse der Diabetesforschung. (0895) Von Dr. med. H. J. Krönke, 120 S., 4 Farbtafeln, 14 s/w-Fotos, 13 s/w-Zeichnungen, kart. ●●
Krampfadern
Ursachen, Vorbeugung, Selbstbehandlung, Therapieverfahren. (0727) Von Dr. med. K. Steffens, 96 S., 38 Abb., kart. ●
Gallenleiden
Krankheitsbilder, Behandlung, Therapieverfahren, Selbstbehandlung, Richtige Lebensführung und Ernährung. (0673) Von Dr. med. K. Steffens, 104 S., 34 Zeichnungen, kart. ●
Asthma
Pseudokrupp, Bronchitis und Lungenemphysem. (0778) Von Prof. Dr. med. W. Schmidt, 120 S., 56 Zeichnungen, kart. ●
Autogenes Training
Anwendung · Heilwirkungen · Methoden. (0541) Von R. Faller, 128 S., 3 Zeichnungen, kart. ●
Die fernöstliche Fingerdrucktherapie
Shiatsu
Anleitungen zur Selbsthilfe – Heilwirkungen. (0615) Von G. Leibold, 196 S., 180 Abb., kart. ●●
Eigenbehandlung durch Akupressur
Heilwirkungen – Energielehre – Meridiane. (0417) Von G. Leibold, 152 S., 78 Abb., kart. ●
Chinesische Naturheilverfahren
Selbstbehandlung mit bewährten Methoden der physikalischen Therapie. Atemtherapie · Heilgymnastik · Selbstmassage · Vorbeugen · Behandeln · Entspannen. (4247) Von F. T. Lie, 160 S., 292 zweifarbige Zeichnungen, Pappband. ●●●

Massagetechniken und Heilanzeigen
Reflexzonentherapie
(4404) Von G. Leibold, 128 S., 53 Farbzeichnungen, Pappband. ●●●
Chinesisches Schattenboxen
Tai-Ji-Quan
für geistige und körperliche Harmonie. (0850) Von F. T. Lie, 120 S., 221 s/w-Fotos, 9 s/w-Zeichnungen, Beilage: 1 s/w-Poster mit zahlreichen Abbildungen, kart. ●●
Gesundheit durch altbewährte Kräuterrezepte und Hausmittel aus der
Natur-Apotheke
(4156) Von G. Leibold, 236 S., 8 Farbtafeln, 100 Zeichnungen, kart. ●●●
Heiltees und Kräuter für die Gesundheit
(4123) Von G. Leibold, 136 S., 15 Farbtafeln, 16 Zeichnungen, kart. ●●●
Falken-Handbuch Heilkräuter
Modernes Lexikon der Pflanzen und Anwendungen (4076) Von G. Leibold, 392 S., 183 Farbfotos, 22 Zeichnungen, geb. ●●●●
Kochen für Diabetiker
Gesund und schmackhaft für die ganze Familie. (4132) Von M. Toeller, W. Schumacher, A. C. Groote, 224 S., 109 Farbfotos, 94 Zeichnungen, Pappband. ●●●
Neue Rezepte für Diabetiker-Diät
Vollwertig – abwechslungsreich - kalorienarm. (0418) Von M. Oehlrich, 120 S., 8 Farbtafeln, kart. ●●
Diät bei Krankheiten des Magens und Zwölffingerdarms
Rezeptteil von B. Zöllner. (3201) Von Prof. Dr. med. H. Kaess, 96 S., 35 Farbfotos, 1 s/w-Zeichnung, kart. ●●
Diät bei Herzkrankheiten und Bluthochdruck
Salzarme (natriumarme) Kost, Rezeptteil von B. Zöllner. (3202) Von Prof. Dr. med. H. Rottka, 92 S., 4 Farbtafeln, kart. ●●
Diät bei Erkrankungen der Nieren, Harnwege und bei Dialysebehandlung
Rezeptteil von B. Zöllner. (3203) Von Prof. Dr. med. Dr. h. c. H. J. Sarre und Prof. Dr. med. R. Kluthe, 84 S., 33 Farbfotos, 1 s/w-Zeichnung, kart. ●●
Richtige Ernährung wenn man älter wird
Rezeptteil von B. Zöllner. (3204) Von Prof. Dr. med. H.-J. Pusch. 96 S., 36 Farbfotos und 3 s/w-Zeichnungen, kart. ●●
Diät bei Gicht und Harnsäuresteinen
Rezeptteil von B. Zöllner. (3205) Von Prof. Dr. med. N. Zöllner, 80 S., 4 Farbtafeln, kart. ●●
Diät bei Zuckerkrankheit
Rezeptteil von B. Zöllner. (3206) Von Prof. Dr. med. P. Dieterle, 112 S., 42 Farbfotos, 4 vierfarbige Vignetten, kart. ●●
Diät bei Krankheiten der Gallenblase, Leber und Bauchspeicheldrüse
Rezeptteil von B. Zöllner. (3207) Von Prof. Dr. med. H. Kasper, 88 S., 4 Farbtafeln, kart. ●●
Diät bei Störungen des Fettstoffwechsels und zur Vorbeugung der Arteriosklerose
Rezeptteil von B. Zöllner. (3209) Von Prof. Dr. med. G. Wolfram und Dr. med. O. Adam, 104 S., 4 Farbtafeln, kart. ●●
Diät bei Übergewicht
Rezeptteil von B. Zöllner. (3209) Von Prof. Dr. med. Ch. Keller, 104 S., 42 Farbfotos, 3 s/w-Zeichnungen, kart. ●●

Die hier vorgestellten Bücher, Videokassetten und Software sind in folgende Preisgruppen unterteilt:

● Preisgruppe bis DM 10,–/S 79,–
●● Preisgruppe über DM 10,– bis DM 20,– S 80,– bis S 160,–
●●● Preisgruppe über DM 20,– bis DM 30,– S 161,– bis S 240,–
●●●● Preisgruppe über DM 30,– bis DM 50,– S 241,– bis S 400,–
●●●●● Preisgruppe über DM 50,–/S 401,–
*(unverbindliche Preisempfehlung)

Die Preise entsprechen dem Status beim Druck dieses Verzeichnisses (s. Seite 1) – Änderungen, im besonderen der Preise, vorbehalten –

FALKEN

Falken-Verlag GmbH · Postfach 1120   D-6272 Niedernhausen/Ts. · Tel.: 06127/7020

Diät bei Darmkrankheiten
Durchfall – Divertikulose, Reizdarm und Darmträgheit – einheimische Sprue (Zöliakie) – Disaccharidasemangel – Dünndarmresektion – Dumping Syndrom. Rezeptteil von B. Zöllner. (3211) Von Prof. Dr. med. G. Strohmeyer, 88 S., 4 Farbtafeln, kart. ●●

Ballaststoffreiche Kost bei Funktionsstörungen des Darms
Rezeptteil von B. Zöllner. (3212) Von Prof. Dr. med. H. Kasper, 96 S., 34 Farbfotos, 1 s/w-Foto, kart. ●●

Rat und Wissen

Der gute Ton
Ein moderner Knigge. (0063) Von I. Wolter, 168 S., 38 Zeichnungen, 53 s/w-Fotos, kart. ●

Haushaltstips von A bis Z
(0759) Von A. Eder, 80 S., 30 Zeichnungen, kart. ●

Familienforschung · Ahnentafel · Wappenkunde
Wege zur eigenen Familienchronik. (0744) Von P. Bahn, 128 S., 8 Farbtafeln, 30 Abbildungen, kart. ●●

Die Kunst der freien Rede
Ein Intensivkurs mit vielen Übungen, Beispielen und Lösungen. (4189) Von G. Hirsch, 232 S., 11 Zeichnungen, Pappband. ●●●

Reden zur Taufe, Kommunion und Konfirmation
(0751) Von G. Georg, 96 S., kart. ●

Der richtige Brief zu jedem Anlaß
Das moderne Handbuch mit 400 Musterbriefen. (4179) Von H. Kirst, 376 S., Pappband. ●●●

Wir heiraten
Ratgeber zur Vorbereitung und Festgestaltung der Verlobung und Hochzeit. (4188) Von C. Poensgen, 216 S., 8 s/w-Fotos, 30 s/w-Zeichnungen, 8 Farbtafeln, Pappband. ●●●

Wir feiern Hochzeit
Festgestaltung – phantasievoll und modern. (0943) Von H. J. Winkler, 120 S., kart. ●

Von der Verlobung zur Goldenen Hochzeit
(0393) Von E. Ruge, 120 S., kart. ●

Reden zur Hochzeit
Musteransprachen für Hochzeitstage. (0654) Von G. Georg, 112 S., kart. ●

Glückwünsche, Toasts und Festreden zur Hochzeit.
(0264) Von I. Wolter, 128 S., 18 Zeichnungen, kart. ●

Hochzeits- und Bierzeitungen
Muster, Tips und Anregungen. (0288) Von H.-J. Winkler, mit vielen Text- und Gestaltungsanregungen, 116 S., 15 Abb., 1 Musterzeitung, kart. ●

Kindergedichte zur Grünen, Silbernen und Goldenen Hochzeit
(0318) Von H.-J. Winkler, 104 S., 20 Abb., kart. ●

Kindergedichte für Familienfeste
(0860) Von B. H. Bull, 96 S., 20 Zeichnungen, kart. ●

Die Silberhochzeit
Vorbereitung · Einladung · Geschenkvorschläge · Dekoration · Festablauf · Menüs · Reden · Glückwünsche. (0542) Von K. F. Merkle, 120 S., 41 Zeichnungen, kart. ●

Großes Buch der Glückwünsche
Von O. Fuhrmann, 176 S., 77 Zeichnungen und viele Gestaltungsvorschläge, kart. ●

Herzliche Glückwünsche!
Die schönsten Gedichte und Texte für viele Gelegenheiten. (0942) Hrsg. von B. H. Bull, 256 S., 50 Zeichnungen, Pappband. ●●

Neue Glückwunschfibel
für Groß und Klein. (0156) Von R. Christian-Hildebrandt, 96 S., kart. ●

Glückwunschverse für Kinder
(0277) Von B. Ulrici, 80 S., kart. ●

Die Redekunst
Rhetorik · Rednererfolg (0076) Von K. Wolter, überarbeitet von Dr. W. Tappe, 80 S., kart. ●

Reden und Ansprachen
für jeden Anlaß. (4009) Hrsg. von F. Sicker, 454 S., gebunden. ●●●●

Reden zum Jubiläum
Musteransprachen für viele Gelegenheiten (0595) Von G. Georg, 112 S., kart. ●

Reden zum Ruhestand
Musteransprachen zum Abschluß des Berufslebens (0790) Von G. Georg, 104 S., kart. ●

Reden und Sprüche zu Grundsteinlegung, Richtfest und Einzug
(0598) Von A. Bruder, G. Georg, 96 S., kart. ●

Reden zu Familienfesten
Musteransprachen (0675) Von G. Georg, 112 S., kart. ●

Reden zum Geburtstag
Musteransprachen für familiäre und offizielle Anlässe. (0773) Von G. Georg, 104 S., kart. ●

Festreden und Vereinsreden
Ansprachen für festliche Gelegenheiten. (0069) Von K. Lehnhoff, E. Ruge, 88 S., kart. ●

Reden im Verein
Musteransprachen für viele Gelegenheiten. (0703) Von G. Georg, 112 S., kart. ●

Programm und Publikum
Der ständige Versuch einer Annäherung. Beiträge und Reden über das öffentlich-rechtliche Fernsehen. (0874) Von A. Schardt, 167 S., kart. ●

Trinksprüche
Fest- und Damenreden in Reimen. (0791) Von L. Metzner, 88 S., 14 s/w-Zeichnungen, kart. ●

Trinksprüche, Richtsprüche, Gästebuchverse
(0224) Von D. Kellermann, 80 S., kart. ●

Ins Gästebuch geschrieben
(0576) Von K. H. Trabeck, 96 S., 24 Zeichnungen, kart. ●

Poesiealbumverse
Heiteres und Besinnliches. (0578) Von A. Göttling, 112 S., 20 Zeichnungen, Pappband. ●

Verse fürs Poesiealbum
(0241) Von I. Wolter, 96 S., 20 Zeichnungen, kart. ●

Rosen, Tulpen, Nelken ...
Beliebte Verse fürs Poesiealbum
(0431) Von W. Pröve, 96 S., 11 Faksimile-Abb., kart. ●

Der Verseschmied
Kleiner Leitfaden für Hobbydichter. Mit Reimlexikon. (0597) Von T. Parisius, 96 S., 28 Zeichnungen, kart. ●

Moderne Korrespondenz
Handbuch für erfolgreiche Briefe. (4014) Von H. Kirst und W. Manekeller, 544 S., Pappband. ●●●●

Der neue Briefsteller
Musterbriefe für alle Gelegenheiten. (0060) Von I. Wolter-Rosendorf, 112 S., kart. ●

Geschäftliche Briefe
des Privatmanns, Handwerkers, Kaufmanns. (0041) Von A. Römer, 120 S., kart. ●

Behördenkorrespondenz
Musterbriefe ¬ Anträge – Einsprüche. (0412) Von E. Ruge, 120 S., kart. ●

Musterbriefe
für alle Gelegenheiten. (0231) Hrsg. von O. Fuhrmann, 240 S., kart. ●

Privatbriefe
Muster für alle Gelegenheiten. (0114) Von I. Wolter-Rosendorf, 132 S., kart. ●

Briefe zu Geburt und Taufe
Glückwünsche und Danksagungen. (0802) Von H. Beitz, 96 S., 12 Zeichnungen, kart. ●

Briefe zum Geburtstag
Glückwünsche und Danksagungen (0822) Von H. Beitz, 104 S., 22 Zeichnungen, kart. ●

Briefe zur Hochzeit
Glückwünsche und Danksagungen (0852) Von R. Röngen, 96 S., 1 Zeichnung, 39 Vignetten, kart. ●

Briefe der Liebe
Anregungen für gefühlvolle und zärtliche Worte. (0903) Hrsg. von H. Beitz, 96 S., 4 Zeichnungen, kart. ●

Erfolgstips für den Schriftverkehr
Briefwechsel leicht gemacht durch einfachen Stil und klaren Ausdruck (0678) Von U. Schoenwald, 120 S., kart. ●

Worte und Briefe der Anteilnahme
(0464) Von E. Ruge, 128 S., mit vielen Abb., kart. ●

Reden in Trauerfällen
Musteransprachen für Beerdigungen und Trauerfeiern (0736) Von G. Georg, 104 S., kart. ●

In Anerkennung Ihrer...
Lob und Würdigung in Briefen und Reden
(0535) Von H. Friedrich, 136 S., kart. ●

Das große farbige Kinderlexikon
(4195) Von U. Kopp, 320 S., 493 Farbabb., 17 s/w-Fotos, Pappband. ●●●

ZDF · ORF · DRS
Kompaß Jugend-Lexikon
(4096) Von R. Kerler, J. Blum, 336 S., 766 Farbfotos, 39 s/w-Abb., Pappband. ●●●●

Elternsache Grundschule
(0692) Hrsg. von K. Meynersen, 324 S., kart. ●●●

Vom Urkrümel zum Atompilz
Evolution – Ursache und Ausweg aus der Krise. (4181) Von J. Voigt, 188 S., 20 Farb- und 70 s/w-Fotos, 32 Zeichnungen, kart. ●●

Neues Denken – alte Geister
New Age unter der Lupe. (4278) Von G. Myrell, Dr. W. Schmandt, J. Voigt, 176 S., 54 Farbfotos, 3 Zeichnungen, kart. ●●

Die hier vorgestellten Bücher, Videokassetten und Software sind in folgende Preisgruppen unterteilt:

● Preisgruppe bis DM 10,–/S 79,–
●● Preisgruppe über DM 10,– bis DM 20,– S 80,– bis S 160,–
●●● Preisgruppe über DM 20,– bis DM 30,– S 161,– bis S 240,–
●●●● Preisgruppe über DM 30,– bis DM 50,– S 241,– bis S 400,–
●●●●● Preisgruppe über DM 50,–/S 401,–
*(unverbindliche Preisempfehlung)

Die Preise entsprechen dem Status beim Druck dieses Verzeichnisses (s. Seite 1) – Änderungen, im besonderen der Preise, vorbehalten –

Schülerlexikon der Mathematik
Formeln, Übungen und Begriffserklärungen für die Klassen 5–10. (0430) Von R. Müller, 176 S., 96 Zeichnungen, kart. ●

Mathematik verständlich
Zahlenbereiche Mengenlehre, Algebra, Geometrie, Wahrscheinlichkeitsrechnung, Kaufmännisches Rechnen. (4135) Von R. Müller, 652 S., 10 s/w- und 109 Farbfotos, 802 farbige und 79 s/w-Zeichnungen, über 2500 Beispiele und Übungen mit Lösungen, Pappband. ●●●●●

Mathematische Formeln für Schule und Beruf
Mit Beispielen und Erklärungen. (0499) Von R. Müller, 156 S., 210 Zeichnungen, kart. ●

Rechnen aufgefrischt
für Schule und Beruf. (0100) Von H. Rausch, 144 S., kart. ●

Physik verständlich
Förderkurs für die Klassen 7 bis 10 (0926) Von Dr. Th. Neubert, 136 S., 146 s/w-Zeichnungen, 166 Aufgaben, kart. ●●

Mehr Erfolg in Schule und Beruf
Besseres Deutsch
Mit Übungen und Beispielen für Rechtschreibung, Diktate, Zeichensetzung, Aufsätze, Grammatik, Literaturbetrachtung, Stil, Briefe, Fremdwörter, Reden. (4115) Von K. Schreiner, 444 S., 7 s/w-Fotos, 27 Zeichnungen, Pappband. ●

Richtiges Deutsch
Rechtschreibung · Zeichensetzung · Grammatik · Stilkunde. (0551) Von K. Schreiner, 128 S., 7 Zeichnungen, kart. ●

Diktate besser schreiben
Übungen zur Rechtschreibung für die Klassen 4–8. (0469) Von K. Schreiner, 152 S., 31 Zeichnungen, kart. ●

Aufsätze besser schreiben
Förderkurs für die Klassen 4–10. (0429) Von K. Schreiner, 144 S., 4 s/w-Fotos, 27 Zeichnungen, kart. ●

Deutsche Grammatik
Ein Lern- und Übungsbuch. (0704) Von K. Schreiner, 144 S., kart. ●

Mehr Erfolg in der Schule
Deutsche Rechtschreibung und Grammatik
Übungen und Beispiele für die Klassen 5–10. (4407) Von K. Schreiner, 256 S., durchgehend zweifarbig, Pappband. ●●●

Mehr Erfolg in der Schule
Der Deutschaufsatz
Übungen und Beispiele für die Klassen 5–10. (4271) Von K. Schreiner, 240 S., 4 s/w-Fotos, 51 Zeichnungen, Pappband. ●●●

Richtige Zeichensetzung
durch neue, vereinfachte Regeln. Erläuterungen der Zweifelsfragen anhand vieler Beispiele. (0774) Von Prof. Dr. Ch. Stetter, 160 S., kart. ●

Richtige Groß- und Kleinschreibung
durch neue, vereinfachte Regeln. Erläuterungen der Zweifelsfragen anhand vieler Beispiele. (0897) Von Prof. Dr. Ch. Stetter, 96 S., kart. ●

Besseres Englisch
Grammatik und Übungen für die Klassen 5 bis 10. (0745) Von E. Henrichs, 144 S., kart. ●●

The Grammar Master
Englische Grammatik üben und beherrschen. (7002) Diskette für den C 64/C 128 (im 64er Modus) ●●●●*

Vokabeltrainer Englisch
Von B. Hoppius. (7001) Wendediskette für C 64/C 128 PC, mit Begleitheft. ●●●●*
(7007) Wendediskette für Atari ST 520/1040, mit Begleitheft. ●●●●*

Take a Trip to Britain
(7004) Von reLine, Diskette für C 64/C 128 PC, mit Begleitheft. ●●●●*

Schnell und sicher zum Führerschein
Tips und Tricks aus 30jähriger-Fahrschul-Praxis. (0921) Von O. Einert, 152 S., 156 Farbfotos, 161 z. T. farb. Zeichnungen, kart. ●●

Maschinenschreiben für Kinder
(0274) Von H. Kaus, 48 S., farbige Abb., kart. ●

So lernt man leicht und schnell Maschinenschreiben
Lehrbuch für Schulen, Lehrgänge und Selbstunterricht. (0568) Von M. Kempkes, 112 S., 31 s/w- Fotos, 36 Zeichnungen, kart. ●●

Maschinenschreiben durch Selbstunterricht
(0170) Von A. Fonfara, 84 S., kart. ●

Maschinenschreiben
in 10 Tagen spielend gelernt. Von Unterrichtsmedien Hoppius. (7008) Diskette für den C 64 und C 128 PC ●●●●*
(7009) für IBM PC + kompatible, ●●●●*
(7010) für Schneider CPC 464, 664, 6128, ●●●●*

Stenografie leicht gelernt
im Rahmen der Selbstunterrichts. (0266) Von H. Kaus, 64 S., kart. ●

Buchführung
leicht gefaßt. Ein Leitfaden für Handwerker und Gewerbetreibende. (0127) Von R. Pohl, 104 S., kart. ●

Buchführung leicht gemacht
Ein methodischer Grundkurs für den Selbstunterricht. (4238) Von D. Machenheimer, R. Kersten, 252 S., Pappband. ●

Erfolgreiche Kaufmannspraxis
Wirtschaftliche Grundlagen, Geld, Kreditwesen, Steuern, Betriebsführung, Recht, EDV. (4046) Von W. Göhler, H. Gölz, M. Heibel, Dr. D. Machenheimer, 544 S., gebunden. ●●●●

Familienrecht
Ehe – Scheidung – Unterhalt. (4190) Von T. Drewes, R. Hollender, 368 S., Pappband. ●●●

Scheidung und Unterhalt
nach dem neuen Eherecht. Mit den Unterhaltsänderungsgesetz 1986. (0403) Von T. Drewes, 112 S., mit Kosten und Unterhaltstabellen, kart. ●

Erziehungsgeld, Mutterschutz, Erziehungsurlaub
Alles über das neue Recht für Eltern. Mit den Gesetzestexten. (0835) Von J. Grönert, 144 S., kart. ●

Endlich 18 und nun?
Rechte und Pflichten der Volljährigkeit. (0646) Von R. Rathgeber, 224 S., 27 Zeichnungen, kart. ●

Was heißt hier minderjährig?
(0765) Von R. Rathgeber, C. Rummel, 148 S., 50 Fotos, 25 Zeichnungen, kart. ●●

Erbrecht und Testament
Mit Erläuterungen des Erbschaftssteuergesetzes von 1974. (0046) Von Dr. jur. H. Wandrey, 84 S., kart. ●

Testament und Erbschaft
Erbfolge, Rechte und Pflichten der Erben, Erbschafts- und Schenkungssteuer, Mustertestamente. (4139) Von T. Drewes, R. Hollender, 304 S., Pappband. ●●●

Mein letzter Wille
Ratgeber für Erblasser, Erben und Hinterbliebene. (0939) Von T. Drewes, 136 S., 9 s/w-Zeichnungen, kart. ●●

Präzise Ratschläge für Ihre optimale Rente
Vorbereitung · Berechnungsgrundlagen · Gesetzesänderungen · Individuelle Rechenbeispiele. (0806) Von K. Möcks, 96 S., 24 Formulare, 1 Graphik, kart. ●

Mietrecht
Leitfaden für Mieter und Vermieter. (0479) Von J. Beuthner, 196 S., kart. ●

Wege zum Börsenerfolg
Aktien · Anleihen · Optionen (4275) Von H. Krause, 252 S., 4 s/w-Fotos, 86 Zeichnungen, Pappband. ●●●

So werde ich erfolgreich
Ratschläge und Tips für Beruf und Privatleben. (0918) Von H. Hans, 104 S., kart. ●●

99 Alternativen für Umsteiger
Mehr Freude am Leben mit dem richtigen Beruf. (4251) Von D. Maxeiner, P. Birkenmeier, 192 S., 143 Fotos, 46 Zeichnungen, kart. ●●●

Lebenslauf und Bewerbung
Beispiele für Inhalt, Form und Aufbau. (0428) Von H. Friedrich, 112 S., kart. ●

Erfolgreiche Bewerbungsbriefe und Bewerbungsformen
(0138) Von W. Manekeller, 88 S., kart. ●

Die erfolgreiche Bewerbung
Bewerbung und Vorstellung. (0173) Von W. Manekeller, 156 S., kart. ●

Die Bewerbung
Der moderne Ratgeber für Bewerbungsbriefe, Lebenslauf und Vorstellungsgespräche. (4138) Von W. Manekeller, 264 S., Pappband. ●●

Erfolgreiche Bewerbung um einen Ausbildungsplatz
(0715) Von H. Friedrich, 136 S., kart. ●

Die ersten Tage am neuen Arbeitsplatz
Ratschläge für den richtigen Umgang mit Kollegen und Vorgesetzten (0855) Von H. Friedrich, 104 S., kart. ●

Zeugnisse im Beruf
richtig schreiben, richtig verstehen. (0544) Von H. Friedrich, 144 S., kart. ●

Vorstellungsgespräche
sicher und erfolgreich führen. (0636) Von H. Friedrich, 144 S., kart. ●

Keine Angst vor Einstellungstests
Ein Ratgeber für Bewerber. (0793) Von Ch. Titze. 120 S., 67 Zeichnungen, kart. ●

Esoterik

Bauernregeln, Bauernweisheiten, Bauernsprüche
(4243) Von G. Haddenbach, 192 S., 62 Farbabb. 9 s/w-Fotos, 144 s/w-Zeichnungen, Pappband. ●●●

Gesund durch Gedankenenergie
Heilung im gemeinsamen Kraftfeld (6035) VHS, 45 Min., in Farbe ●●●●●*

Die hier vorgestellten Bücher, Videokassetten und Software sind in folgende Preisgruppen unterteilt:

● Preisgruppe bis DM 10,–/S 79,–
●● Preisgruppe über DM 10,– bis DM 20,– S 80,– bis S 160,–
●●● Preisgruppe über DM 20,– bis DM 30,– S 161,– bis S 240,–
●●●● Preisgruppe über DM 30,– bis DM 50,– S 241,– bis S 400,–
●●●●● Preisgruppe über DM 50,–/S 401,–
*(unverbindliche Preisempfehlung)

Die Preise entsprechen dem Status beim Druck dieses Verzeichnisses (s. Seite 1) – Änderungen, im besonderen der Preise, vorbehalten –

Die Magie der Zahlen
So nutzen Sie die Geheimnisse der Numerologie für Ihr persönliches Glück mit dem völlig neuen Planetennumeroskop (4242) Von B. A. Mertz, 224 S., 36 Abbildungen, Pappband. ●●●

I Ging der Liebe
Das altchinesische Orakel für Partnerschaft und Ehe. (4244) Von G. Damian-Knight, 320 S., 64 s/w-Zeichnungen, Pappband. ●●●

Die neue Lebenshilfe **Biorhythmik**
Höhen und Tiefen der persönlichen Lebenskurven vorausberecnen und danach handeln. (0458) Von W. A. Appel, 157 S., 63 Zeichnungen, Pappband. ●●

Die neue Erkenntnisse zum Biorhythmus
Individuelle Rhythmogramme für Berufserfolg und Gesundheit, Partnerschaft und Freizeit, Beilage: Tagesformplaner. (4276) Von H. Bott, 144 S., 35 s/w-Zeichnungen, Pappband. ●●●

Falken-Handbuch **Kartenlegen**
Wahrsagen mit Tarot-, Skat-, Lenormand- und Zigeunerblättern. (4226) Von B. A. Mertz, 288 S., 38 Farb- und 108 s/w-Abb. Pappband. ●●●●

Wahrsagen mit Tarot-Karten
(0482) Von E. J. Nigg, 112 S., 4 Farbtafeln, 52 s/w-Abb., Pappband. ●●

Selbst Wahrsagen mit Karten
Die Zukunft in Liebe, Beruf und Finanzen. (0404) Von R. Koch, 112 S., 252 Abb., Pappband. ●●

Weissagen, Hellsehen, Kartenlegen ...
Wie jeder die geheimen Kräfte ergründen und für sich nutzen kann. (4153) Von G. Haddenbach, 192 S., 40 Zeichnungen, Pappband. ●●

Erkennen Sie Psyche und Charakter durch **Handdeutung**
(4176) Von B. A. Mertz, 252 S., 9 s/w-Fotos, 160 Zeichnungen, Pappband. ●●●●

Falken-Handbuch **Astrologie**
Charakterkunde · Schicksal · Liebe und Beruf · Berechnung und Deutung von Horoskopen · Aszendenttabelle. (4068) Von B. A. Mertz, 342 S., mit 60 erläuternden Grafiken, Pappband. ●●●

Die Familie im Horoskop
Glück und Harmonie gemeinsam erleben – Probleme und Gegensätze verstehen und tolerieren. (4161) Von B. A. Mertz, 296 S., 40 Zeichnungen, kart. ●●●

Aztekenhoroskop
Deutung von Liebe und Schicksal nach dem Aztekenkalender. (0543) Von C.-M. und R. Kerler, 160 S., 20 Zeichnungen, Pappband. ●

Was sagt uns das Horoskop?
Praktische Einführung in die Astrologie. (0655) Von B. A. Mertz, 176 S., 25 Zeichnungen, kart. ●

Das Super-Horoskop
Der neue Weg zur Deutung von Charaker, Liebe und Schicksal nach chinesischer und abendländischer Astrologie. (0465) Von G. Haddenbach, 175 S., kart. ●

Liebeshoroskop für die 12 Sternzeichen
Alles über Chancen, Beziehungen, Erotik, Zärtlichkeit, Leidenschaft. (0587) Von G. Haddenbach, 144 S., 11 Zeichnungen, kart. ●

Die 12 Sternzeichen
Charakter, Liebe und Schicksal. (0385) Von G. Haddenbach, 160 S., Pappband. ●●

Die 12 Tierzeichen im chinesischen Horoskop
(0423) Von G. Haddenbach, 128 S., Pappband. ●

Sternstunden
für Liebe, Glück und Geld, Berufserfolg und Gesundheit. Das ganz persönliche Mitbringsel für Widder (0621), Stier (0622), Zwillinge (0623), Krebs (0624), Löwe (0625), Jungfrau (0626), Waage (0627), Skorpion (0628), Schütze (0629), Steinbock (0630), Wassermann (0631), Fische (0632) Von L. Cancer, 62 S., durchgehend farbig, Zeichnungen, Pappband. ●

Computer-Bücher und Software

Computer Grundwissen
Eine einfache Einführung in Funktion und Einsatzmöglichkeiten. (4302) Von W. Bauer, 176 Seiten, 193 Farb- und 12 s/w-Fotos, 37 Computergrafiken, kart., ●●●

Einführung in die Programmiersprache BASIC. (4303) Von S. Curran und R. Curnow, 192 S., 92 Zeichnungen, kart. ●●

Intelligenz in BASIC
für Schneider CPC 464/664/6128. Mit Diskette 3". (4320) Von K.-H. Koch, 160 S., 14 Zeichnungen, kart. ●●●●●

Lernen mit dem Computer. (4304) Von S. Curran und R. Curnow, 144 S., 34 Zeichnungen, Spiralbindung, ●●

Garantiert BASIC lernen mit dem C 128
Mit kompletter Kurs-Diskette (4321) Von A. Görgens, 288 S., 4 s/w-Fotos, 83 Zeichnungen, kart. ●●●●

Grundwissen Informationsverarbeitung
(4314) Von H. Schiro, 312 S., 59 s/w-Fotos, 133 s/w-Zeichnungen, Pappband. ●●●●

Heimcomputer-Bastelkiste
Messen, Steuern, Regeln mit C 64-, Apple II-, MSX-, TANDY-, MC-, Atari- und Sinclair- Computern. (4309) Von G. A. Karl, 256 S., 160 Zeichnungen, kart. ●●●●

WORDSTAR 2000
Textverarbeitung für Einsteiger und Profis Mit erprobten Anwendungen aus der Praxis. (4317) Von D. Nasser, 200 S., 9 s/w-Fotos, 3 Zeichnungen, kart. ●●●●●

Drucker und Plotter
Text und Grafik für Ihren Computer. (4315) Von K.-H. Koch, 192 S., 12 Farbtafeln, 5 s/w-Fotos, kart. ●●●●

Computergrafik
Von den Grundlagen bis zum perfekten 3 D-Programm. (4319) Von A. Brück, 296 S., 20 Farbtafeln, 180 s/w-Grafiken, 50 s/w- Zeichnungen, 83 Listings, Pappband. ●●●●●

Textverarbeitung mit Home- und Personal-Computern
Systeme – Vergleiche – Anwendungen. (4316) Von A. Görgens, 128 S., 49 s/w-Fotos, kart. ●●●●

Die tägliche PC-Praxis
Anwendungshilfen, Programme und Erweiterungen für MS-DOS-Computer (4322) Von A. Görgens, 224 S., 25 Abbildungen, kart. ●●●●

dBase III
Einführung für Einsteiger und Nachschlagewerk für Profis. (4310) Von J. Brehm, G. A. Karl, 211 S., 23 Abb., kart. ●●●●●

FALKEN PC PRAXIS
Desktop Publishing
Setzen und Drucken auf dem Schreibtisch. (4323) Von A. Görgens, 120 S., 11 s/w-Fotos, 72 Zeichnungen, kart. ●●●

FALKEN PC PRAXIS
WordStar Praxis professionell
Für die Versionen 3.4/3.45/4.0 Erweiterungen · Praxis-Tips · Datenaustausch · Desktop Publishing. (4324) Von A. Görgens, 172 S., 2 s/w-Fotos, 2 s/w-Zeichnungen, 116 s/w-Grafiken, kart. ●●●●

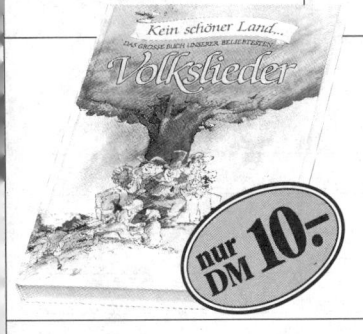

Die Super-Preisleistung

Die 100 bekanntesten und beliebtesten Volkslieder, mit wunderschönen Farbzeichnungen von Brian Bagnall, durchgehend farbig im Großformat als gebundener Pappband.

Kein schöner Land ... Das große Buch unserer beliebtesten Volkslieder. (0001) Hrsg. von Norbert Linke, 208 Seiten, 118 Farbzeichnungen, Pappband.

nur DM 10,–

Erschienen in der F. Bassermann'schen Verlagsbuchhandlung Nachf.

Die hier vorgestellten Bücher, Videokassetten und Software sind in folgende Preisgruppen unterteilt:

● Preisgruppe bis DM 10,–/S 79,–
●● Preisgruppe DM 10,– bis DM 20,– S 80,– bis S 160,–
●●● Preisgruppe über DM 20,– bis DM 30,– S 161,– bis S 240,–
●●●● Preisgruppe über DM 30,– bis DM 50,– S 241,– bis S 400,–
●●●●● Preisgruppe über DM 50,–/S 401,–
*(unverbindliche Preisempfehlung)

Die Preise entsprechen dem Status beim Druck dieses Verzeichnisses (s. Seite 1) – Änderungen, im besonderen der Preise, vorbehalten.

FALKEN

Falken-Verlag GmbH · Postfach 1120   D-6272 Niedernhausen/Ts. · Tel.: 06127/7020

BIBLIOTHECA ÆSTHETICA

Carmina Burana
Ein bibliophiles Dokument von einzigartiger kulturgeschichtlicher Bedeutung.

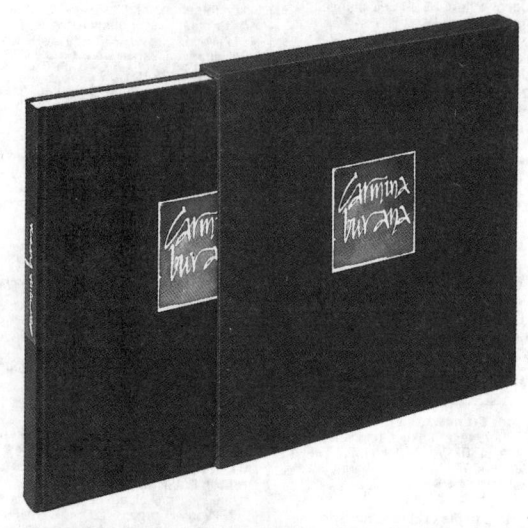

(4292) Von Ingrid Schade, 128 Seiten, Faksimile-Druck, Leinen-Einband mit Prägung, im Schuber, mit 24seitiger Beilage, numerierte und handsignierte Auflage von 999 Exemplaren, **DM 498,–** S 3980.–

Bestellschein

Erfüllungsort und Gerichtsstand für Vollkaufleute ist der jeweilige Sitz der Lieferfirma. Für alle übrigen Kunden gilt dieser Gerichtsstand für das Mahnverfahren.
Falls durch besondere Umstände Preisänderungen notwendig werden, erfolgt Auftragserledigung zu dem bei der Lieferung gültigen Preis.
Ich bestelle hiermit aus dem Falken-Verlag GmbH, Postfach 11 20, D-6272 Niedernhausen/Ts., durch die Buchhandlung:

_____ Ex. _____
_____ Ex. _____
_____ Ex. _____
_____ Ex. _____

Name: _____
Straße: _____ Ort: _____
Datum: _____ Unterschrift: _____

FALKEN

Für die Schweiz: sFr.-Preise gemäß Preisauszeichnung in der Buchhandlung